本书将带您走进那些
世代相传的老话，
走进中医，
领悟先哲的生活智慧，
并运用到我们日常生活的
衣、食、住、行中。

本书分为四时节气篇、饮食篇、
居处作息篇、形神调养篇、防护篇。
从天气、地气、作息、运动、饮食、情绪、
医药、防护等不同层面进行阐释。

有趣的文字配以生动的插图，
且有鲜活的例子，
论述有理有据。

希望读者能理解
常见俗语的中医理论内涵，
并能合理应用其中的智慧
指导自己的生活，
使自己从中受益。

进而热爱中国传统文化、热爱自然，
感悟人与自然的和谐相处之道！

衣食住行的中医养生智慧

主　编｜姜军作　衣运玲

副主编｜张秀晨

编　者（以姓氏笔画为序）

代成玖　衣运玲　张赟

张秀晨　姜军作　鞠爽冉

人民卫生出版社

·北京·

图书在版编目（CIP）数据

衣食住行的中医养生智慧/姜军作，衣运玲主编
. —北京：人民卫生出版社，2023.6
ISBN 978-7-117-34711-2

Ⅰ.①衣… Ⅱ.①姜… ②衣… Ⅲ.①养生（中医）
Ⅳ.①R212

中国国家版本馆 CIP 数据核字（2023）第 058881 号

人卫智网	www.ipmph.com	医学教育、学术、考试、健康，购书智慧智能综合服务平台
人卫官网	www.pmph.com	人卫官方资讯发布平台

衣食住行的中医养生智慧

Yi Shi Zhu Xing de Zhongyi Yangsheng Zhihui

主　　编：姜军作　衣运玲
出版发行：人民卫生出版社（中继线 010-59780011）
地　　址：北京市朝阳区潘家园南里 19 号
邮　　编：100021
E - mail：pmph @ pmph.com
购书热线：010-59787592　010-59787584　010-65264830
印　　刷：廊坊一二〇六印刷厂
经　　销：新华书店
开　　本：889 × 1194　1/32　　印张：11.5
字　　数：221 千字
版　　次：2023 年 6 月第 1 版
印　　次：2023 年 6 月第 1 次印刷
标准书号：ISBN 978-7-117-34711-2
定　　价：68.00 元

打击盗版举报电话：**010-59787491**　**E-mail：WQ @ pmph.com**
质量问题联系电话：**010-59787234**　**E-mail：zhiliang @ pmph.com**
数字融合服务电话：**4001118166**　**E-mail：zengzhi @ pmph.com**

姜军作

中医针灸推拿学博士，中西医结合博士后，主任中医师，硕士研究生导师，敬昇堂堂主，中国针灸学会针灸临床分会常务委员，中国针灸学会经筋诊治专业委员会委员，世界中医药学会联合会外治方法技术专业委员会常务理事，辽宁省针灸学会经筋诊治专业委员会副主任委员，擅于采用特色中医望诊及五运六气诊断疾病，并采用多种中医外治法来治疗疾病。长期致力于中医特色望诊和特色外治法的研究与教学。

衣运玲

中医针灸推拿学博士，中西医结合博士后，大连医科大学副教授，中国针灸学会针灸临床分会委员，世界中医药学会联合会盆底医学专业委员会常务理事，世界中医药学会联合会五运六气专业委员会委员。主编《中医护理学》《趣味漫话〈医学三字经〉》。

衣食住行
的
中医养生
智 慧

　　本书将带您走进那些世代相传的老话，走进中医，领悟先哲的生活智慧，并运用到我们日常生活的衣、食、住、行中。本书分为四时节气篇、饮食篇、居处作息篇、形神调养篇、防护篇，从天气、地气、作息、运动、饮食、情绪、医药、防护等不同层面进行阐释，有趣的文字配以生动的插图，且有鲜活的例子，论述有理有据，希望读者能理解常见俗语的中医理论内涵，并能合理应用其中的智慧指导自己的生活，使自己从中受益，进而热爱中国传统文化、热爱自然，感悟人与自然的和谐相处之道。

衣食住行
的
中医养生
智　　慧

　　中国传统文化博大精深，源远流长。魏晋的书法、唐朝的画、宋代的瓷器，每一样流传至今都是稀世珍宝。老物件承载着历史，更诉说着中国人几千年的智慧。当然那些稀世珍宝和我们普通人还是有距离的，但有种世代相传下来的东西，却和我们靠得那样紧密，是我们生活中的至宝，它就是"老话"，也就是"俗语"。

　　一代代先哲传下来的生活智慧，编成了朗朗上口、通俗易懂的俗语，通过我们的爷爷奶奶、姥姥姥爷，从他们的爷爷奶奶、姥姥姥爷处口口相传而来，濡养着子孙后代。俗语渗透到人们日常生活的四时饮食、作息起居、形神调养甚至日常用药与防护中，处处彰显先哲智慧。这些属于中国人的智慧，得以在几千年的历史长河中传承，在民间百姓中应用，更是大智慧。朗朗上口的俗语，形象地表达出了文化意境、人与自然的和谐相处之道。

　　不过，让人担心的是，随着经济的发展，世界的交融，西方文化逐渐进入我们的生活，有些年轻人盲目西化，对中国传统文化产生了怀疑，甚至认为中国传统文化是愚昧的、不开化的，民族自豪感逐渐丧失，缺乏基本的民族自信心。未来是年轻人的，但如果没有了中国传统文化，中华民族的复兴绝非真正意义上的复兴，因为血脉里缺少了中国味儿！

作为中国人，请先了解一下自己国家传统文化的内涵。真正了解了，才能明白为什么传统文化不能扔，中华民族的智慧需要传承。

俗语通俗易懂，且大部分围绕着生活常识和健康常识而作，其中又绕不开传统文化中系统的传承载体——中医。许多人会认为中医晦涩难懂，那是您误会了。中医就是中国人如何生活的一种智慧。您懂生活，就能懂中医。不可否认，中医中有部分内容因文化传承的断代，使得现代的人们感觉难以理解。这恰恰是需要普及的原因，对于大众来说，运用中医的生活智慧是完全能够做到的。

我们把与每个人的衣、食、住、行及健康休戚相关的"俗语"进行分类整理，逐句解读，尽量还原其理论内涵，让大家充分理解俗语背后的事儿，知其所以然，真正用好俗语，并将中国传统文化传承下去。我想，这也是写这本书的意义所在。

从与我们衣、食、住、行息息相关的"俗语"学起，做个有智慧、有文化的中国人吧！

编者
2023 年初春

写给读者的
一封信

　　某晚，朋友咨询说："傍晚受了点儿凉，能喝姜汤祛寒吗？"回复"可以"。又问："不是说早姜如参汤，晚姜如砒霜吗？这样会不会有事儿？"我心中一笑，劝慰道："没事儿，您受寒了，祛寒为要，此时用姜，百无禁忌。"

　　对这位资深中医爱好者，不免又要讲一通道理。早上阳气升外，故人动；晚上阳气入里，故人静。早上用姜为助阳升之势，晚上用姜会影响阳入之势，可能影响人的睡眠，日久对养阴不利。而傍晚本已阳气势弱，此时受寒，若不用发汗解表将寒邪驱出体外，那寒邪必会稽留体内为患，用姜驱寒邪外出，能消耗掉姜的温热之气，寒邪驱出后，姜的温热之气也所存无几，对睡眠无碍，因此，此时用姜，百无禁忌。再仔细一点儿，就是把握用量，如小口品茶，微汗出即可。

　　想起《黄帝内经素问·六元正纪大论》中提到："黄帝问曰：妇人重身，毒之何如？岐伯曰：有故无殒，亦无殒也。"是说黄帝想知道女性怀孕了，如果用药会不会损伤？岐伯的回答是：因为有病才用药，药治其病，对胎儿是不会有损伤的。所以，就有张仲景给宿有"癥病"（一种肿瘤）的孕妇服用桂枝茯苓丸的代表性临床应用。关键在于通医理。

后来，一位亲戚问我："晚上做菜时可以放姜吗？"答曰："可以。"回曰："哦，知道了，有些人说晚上吃姜是砒霜，吓我一跳，我做菜放呀！"答曰："那是不懂为什么。"

是呀，就是因为不懂为什么，所以才会有很多的盲从或盲拒。绿叶蔬菜大多性凉，为了防止这凉性日久伤了胃阳，中国人多用性温热的葱、姜爆锅，以祛寒护胃，这是多大的生活智慧呀！如果因为俗语理解不全，而错用了，岂不是损失？

从这两件事儿中，我感受到了俗语的力量，也发现了让大家懂得这俗语背后的中医理论内涵，进而合理使用它们的重要性。

希望这本书对大家的衣、食、住、行及健康有所帮助，也希望有更多的人对俗语的内涵进行解读，让更多的人对中国传统文化有进一步的了解，感受中国文化的魅力！

编者
2023 年初春

四时节气 篇

饮食 篇

居处作息 篇

形神调养 篇

防护 篇

有趣的诊断 / 313

春困秋乏夏打盹，
睡不醒的冬三月

清明刮起坟头土，
农夫一年白受苦

打了春，别欢喜，
还有四十天的
冷空气

杨柳发青，
百病皆生

春天孩子脸，
一天变三变

老病怕数九，
重病怕打春

吃了端午粽，
再把寒衣送

阴来阴去阴下雨，
病来病去病倒身

春捂秋冻，
不生杂病

冬不坐石，
夏不坐木

正月不理发，
腊月不搬家

白露身不露，
寒露脚不露

四时
节气 篇

四时也称四季。四季交替，节气变换，在中医人眼中是五运六气理论在日常生活中的具体体现。细心的人会发现，每到节气变换，天气大都会变化，最典型的是风向。

有位阿姨，每到节气变换就全身关节疼痛，为此到门诊找医生进行针灸治疗。阿姨的问题出在哪儿呢？以五运六气来分析，阿姨是大金之年出生——肺五行属金，肺主气，主治节，年老后，对季节变换敏感，另外，金克木太过，所以会在节气变换时周身关节疼痛。针灸只需要扶肝平肺即可。治疗一次，阿姨就可以轻松上二楼了。从这件事上，可见四时节气对人体健康的影响之大。

开篇，我们就来说说那些耳熟能详的关于四时的俗语，希望能帮助更多的人。

春困秋乏夏打盹，
睡不醒的冬三月

这句话听完之后，有人总结了一句："一年四季都得睡呗。"走，睡觉去！问题是应该怎么睡，你还没搞懂。并且，这还不是单单睡觉的问题。

春困

先来讲"春困"。困是什么意思？困字是从甲骨文衍生而来，本意是废弃的房屋。为什么是废弃的房屋呢？口像一间房子的四壁，里面生长了树木，可见这房子是没人住了。在这里我们可以把它理解成"受限"，那么是什么"受限"呢？春天是阳气升发的季节，身体里的阳气向外伸展，但会受到一些阻碍，就像种子发芽，需要顶开土层一样。这时候需要深呼吸，伸懒腰，适当做些户外运动，让身体快速从冬天苏醒过来。打哈欠正是身体要苏醒的反应。这时只需要顺势美美地打个哈欠，再搓搓手就可以了。

春天肝气旺盛，如果疏泄不当，就会横逆伤脾，导致肝脾不和，脾虚湿盛。脾虚湿盛一般有这样几种表现：

大便黏，舌苔厚，舌有齿痕，食欲不振，犯困，尤其是在饭后犯困。

当然也可以从另一个角度理解：春天，随着温度的逐渐升高，皮肤毛孔舒张，血液供应增多，但供应大脑的氧气却相应减少，于是出现了无精打采、昏沉欲睡的表现，这是中枢神经系统受抑制的现象。

遇到这种情况，应该怎么来调整生活，以适应季节变化呢？

起居劳作、精神调摄一定要顺应春天阳气升发、万物萌生的特点，使精神、情志、气血也像春天的阳光般舒展畅达、生机勃发。

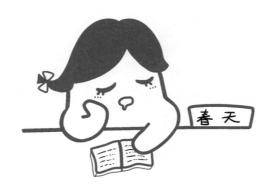

秋乏

再来说"秋乏"。

乏是无力困倦的意思。秋天气候由炎热变得凉爽，身体阳气开始内敛，阴气开始生长。夏季气血充于表，到秋天气机下沉，但仍气动于先，血动于后，肌肤腠理多血而少气，所以容易出现疲乏。也就是说阳气往体内走了，行动起来就有点儿无力感。这时候就要减少各种体力活动，要适应"收"的节奏，收敛神情和阳气以蓄积能量。

夏打盹儿

什么是打盹儿？大家见过猫睡觉吗？一会儿一小觉，短！打盹儿也是短暂的睡眠。夏季阳气最盛，阴气较弱，睡眠时间较短，这是阳气充盛的表现。困乏之后仅仅需要打个盹儿就可以恢复了。相对其他季节来说，夏日是睡眠时间最短的季节，大家工作之余尽情地玩耍吧!

睡不醒的冬三月

冬天阳气收敛于体内，阴寒较盛，是个封藏的季节。

这时候最适合做的就是睡眠，做得比较好的有熊、蛇、青蛙，它们都要冬眠。所以，人赖个被窝也是正常的。没有条件多睡一会儿的话，出门也要多穿衣服做好保暖，否则阳气会受到损伤，到了春天就容易发热。这就是《黄帝内经》里所说的"冬伤于寒，春必病温"。

这下明白了吧，这句俗语就是告诉大家一年四季人的精力、体力变化规律，很有内涵。

打了春，别欢喜，还有四十天的冷空气

立春与三九

"打春"，也就是立春。太好了！终于可以吃春饼，换春装了。其实你想多了，春饼可以吃，春装还早呢。"春打六九头"，也就是说，从冬至开始，要过九九八十一天冬季最冷的日子，而立春一般是在六九的第一天，六九到九九还有四个九天，共计三十六天。从气象学上讲，春季的判定标准是连续五天气温都在10℃以上，但以黄河流域来看，立春时节是远远达不到这个温度的。所以，别高兴太早，棉衣穿好，做好保暖。

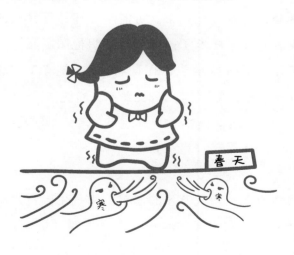

春伤夏病

《黄帝内经素问·生气通天论》曰："春伤于风，邪气留连，乃为洞泄。"洞泄，表现为整个肚子疼痛，腹泻，排不消化的食物，手脚发凉等。另外，《伤寒论》也提到"春伤于风，夏必飧泄"，就是夏天腹痛拉肚子，大便里有不消化的食物残渣。也就是说，春天如果伤风了，在春天和夏天都会腹泻，而且会腹痛，怕风怕冷，手脚发凉，排气（就是放屁）增多，大便中不消化的食物残渣很多，泡沫也多。所以，立春之后一定要做好自身保暖，不要急着脱冬衣，也别急着出去做剧烈运动。

春天孩子脸，
一天变三变

春季的天气变化无常，可能早上还冷得穿大衣，中午就暖和得只穿单衣了；出门时明明艳阳高照，一转眼可能又开始滴滴答答地下雨了，所以也就有了"春天孩子脸，一天变三变""二八月乱穿衣"的说法。

为什么会这样呢？

因为春天是阳气升发的季节，阳气生，雷声动，寒暖气流交替，天气变化较快。古代医籍《摄生消息论》

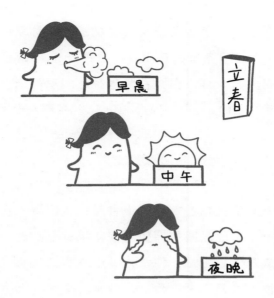

指出，春天"天气寒暄不一，不可顿去棉衣，老人气弱，骨疏体怯，风冷易伤腠理，时备夹衣，遇暖易之，一重渐减一重，不可暴去。"概括起来，就是棉衣不可过早脱去，无论年老年少，多备几件夹衣，随天气变化而增减。

那什么时候可以脱掉棉衣呢？俗语说"二月休把棉衣撒，三月还是梨花雪""吃了端午粽，再把寒衣送"，其中之意，大家慢慢体会。

吃了端午粽，
再把寒衣送

这句俗语的意思是说，过了端午节再把棉衣收起来。

每年的端午节都是农历五月初五，又称端阳节、龙节、天中节、重午节、正阳节、龙舟节等。"端午"最早应该源自天象崇拜，由上古时代祭龙演变而来，所以又有"龙节"之称。这个"龙"在天上就是苍龙七宿。

苍龙七宿

苍龙七宿是四象之一，上古时代我国古人在靠近黄道面的一带（恒显圈）仰望星空，将黄道附近一圈的星宿划分成若干个区域，称之为二十八宿，又将这二十八宿按方位分为东、南、西、北四宫，每宫有七宿，又分别将各宫所属七宿连到一起，想象为一种动物，形成了四象。就是大家所熟知的"东苍龙、南朱雀、西白虎、北玄武"。

苍龙七宿的出没周期与一年农时周期相一致。苍龙七宿的角宿春天出现在地平线上，称为"龙抬头"；仲夏苍龙七宿升至正南中天，即为"飞龙在天"；秋天自西方落下；冬天则隐藏于北方地平线以下。端午这一天，苍龙七宿飞升至正南中天，是龙飞天的吉日，大家知道的《易经·乾卦》第五爻的爻辞是"飞龙在天"。端午日，龙星既"得中"又"得正"。所以有了"龙节"。

不过，脱不脱棉衣与温度有关。

端午过后无寒天

大家知道，中国的农历最早是太阳十月历法，就是一个太阳年按照十个月去计算，"十"的基本计数中，五是中数，标志一个太阳年的回归位数。自西汉施行了阴阳合历的"太初历"以后，冬至和夏至这两个节气，分别意味着太阳在地球最南和最北的位置。

我国位于北半球，一年之中，冬至（阳历 12 月 21 至 22 日）时太阳直射南回归线，人们感受到的是一年中白昼最短、夜晚最长的日子。从冬至开始，太阳相对于地球开始从南向北转移，于是，白昼开始一天天变长，夜晚逐渐变短。夏至（阳历 6 月 21 至 22 日）时太阳直射北回归线，人们感受到的是白昼最长、夜晚最短的日子。从夏至开始，太阳相对于地球开始由北向南转移，所以，白昼开始变短，夜晚开始变长。

农历中每年的五月初五，在天象上是个什么位置呢？它一般是接近"夏至"，或在"夏至"前后，大多数是介于"芒种"与"夏至"节气之间的一个节日。这就是说，所谓的"端午节"，其实就是指太阳直射接近北回归线的日子，这时地温基本稳定，全国平均温度在 20℃以上，这时才能把棉衣收起来。

春捂秋冻，
不生杂病

春天做好保暖，秋天适当少穿，不易生病。

春天的地气

春季是冬季向夏季变化的过渡阶段，是寒向热的转化，而且热气是从天上来（太阳的温暖），所以在春季时，地气还没有从寒冷的冬天一下子暖和过来，尤其初春时分的地气还是很凉的。在我国北方，暖气刚停供的时候地面尤其得冷，晴天时，室内比室外还冷，北方的伙伴可能都有感受。

所以这段时间"捂"还是很有必要的。"捂"哪儿？

关键是脚。厚袜子，厚底鞋。为的就是防止寒从足底入侵。

当然，中国版图之大，南北方关于"春捂"还是有差异的。当南方地区步入3月，或北方地区进入4月，天气明显有些热了，这时如果还穿着棉衣，就会超过身体的耐热限度，体温调节中枢就会适应不了，同样对健康不利。尤其是长江流域，春季空气湿度较大，如果

"捂"过了头，还容易诱发其他疾病。

春捂的科学依据

随着医疗气象学的兴起，科学家对"春捂"也有了更科学、更具体的研究，提出了一些便于人们在实践中操作的数据，大家可以参考。

"捂"的时机：冷空气到来前 24~48 小时，未雨绸缪。

许多疾病的发病高峰与冷空气南下、降温持续的时间密切相关。比如感冒、消化不良，早在冷空气到来之前便开始发生。而青光眼、心肌梗死、中风等疾病的发病，在冷空气过境时也会骤然增加。因此，"捂"的最佳时机，应该在气象台预报冷空气到来之前的 24~48 小时，再迟就有点儿晚了。

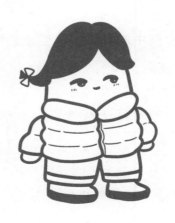

捂着的衣服，要随着气温回升减下来。但若减得太快，就可能出现"一向单衫耐得冻，乍脱棉衣冻成病"。

为什么？因为你没捂到位。怎样才算到位？气温变冷需要加衣御寒，即使此后气温回升了，也得再捂几天，体弱者或高龄老人捂的时间需要更长，身体才能适应。下面说点儿具体的。

气温：15℃是春捂的临界温度。有研究表明，对多数老年人或体弱多病需要春捂的人来说，15℃可以视为捂与不捂的临界温度。也就是说，当气温持续在15℃以上且相对稳定时，就可以不捂了。

温差：昼夜温差大于8℃，看低温穿衣。

持续时间：15℃的气温持续7~14天，脱棉衣恰到好处。

春天捂，有助于阳气的快速生发。秋天少穿点儿，适当冻一冻，则有利于阳气的收敛。

秋冻的部位

秋季是夏季向冬季变化的过渡阶段，是热向寒的转化。寒气是从天上来，因季风的变化而成。所以在秋季，地气还没有从炎热的夏天一下子寒冷下来，尤其是在初秋时分，地气还是很暖和的，这时候就可以不急着加衣。

老百姓常说的"秋老虎"，就是说秋后还有一段时间的天气比较热，可以适当让身体在夏天留存的暑热之气再散一下。过早地加衣会让暑热之气留于体内，体表的毛孔不及时关闭，反而可能在冬天到来之际增加患病（尤其是患感冒）的概率。

冻的重点部位在哪儿呢？

头！不要过早地戴帽子，因为人体阳气（热量）向外发散，70% 是从头部出去的。

"春不减衣，秋不加帽"说的就是这个道理。

那"秋冻"应该冻到什么时候？怎么冻才合适？大家往下看。

白露身不露，
寒露脚不露

到"白露"了，就不要光膀子了；"寒露"时，就不要露脚了。

"白露"与"寒露"这两个节气都是古人通过水蒸气的凝结现象来刻画的。寒气从天上来，所以，加衣防寒也是从上往下，最后到脚。

白露地气未寒

"白露"是一年之中的第 15 个节气，这时太阳的位置转移到黄经 165°，进入仲秋。古人是这样记载白露的："水土湿气凝而为露。秋属金，金色白，白者露之色，而气始寒也。"进入这个时节，白天可能还会继续炎热，但夜晚就开始有寒意了，昼夜温差较大，使空气中的水蒸气凝结成水珠。这时地气并没有完全变寒，所以，先把上身护好就行，不冷的话，脚还可以穿凉鞋。其实也可以从这个节气是不是还穿凉鞋，看这人阳气是否充足。早早就需要给脚做保暖的人，往往阳气不足。

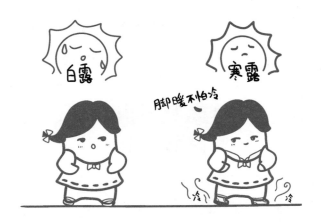

寒露地气已凉

"寒露"还要再推迟 30 天到来，这时的气温就更低了，太阳的位置到达黄经 195°。《月令七十二候集解》中记载："九月节，露气寒冷，将凝结也。"这时，水依然在夜晚凝结成露水，但比白露时要寒冷，甚至将要凝结成霜了。这时候地气也凉了，就需要把脚也保护起来了。如果这时候还光着脚，那往往是火气较旺的人。很多更年期女性会有明显的燥热，就表现为在寒露时节穿得很少。

当然，对人健康有影响的天气因素不单单是寒热，还有风向。

清明刮起坟头土，
农夫一年白受苦

清明节时，风大、无雨，这是农民最不喜欢的天气，因为这种天气兆示一年都不会有好收成。还有一句意思相近的俗语，"清明起了尘，黄土埋死人"，也是说气候对农作物的影响。对农作物如此，对人的健康也有影响。

天体对地球的影响

在太阳系中，以地球绕着太阳公转为主形成了地球上的四季；以地球的自转为主形成了地球上的昼夜；以月亮绕着地球公转为主，形成了潮汐。除了太阳、月亮之外，太阳系中的八大行星——水星、金星、地球、火星、木星、土星、天王星、海王星，都在以不同的速度，沿着不同的轨道，在绕着太阳公转的同时，以自己的方式进行着自转。它们对地球产生的引力不同，就会对地球造成不同的影响。

"清明"是我国传统二十四节气中的第 5 个节气，也是紧随春分之后的一个节气。它有自己独特的天气特点。

清明节的九宫位置

《黄帝内经》的"九宫八风"篇就是介绍这些天体运行对地球的影响。不过它有自己的认知体系，即以北极星为中心，以北斗七星的斗柄指向哪个星辰划分四季，分为九宫，北极星居中宫，其余星辰分布八方的八宫，每一宫主三个节气，以二分（春分、秋分）二至（冬至、夏至）为东、南、西、北四方的开始。斗转星移，形成寒暑往来，风向也随之变换。也就是春分时应该吹东风，夏至时吹南风，秋分时吹正西风，冬至时吹正北风。

从不同方向吹来的风，其中携带的微生物也是不同的。斗柄指向某宫时，"天必应之以风雨，以其日风雨则吉，岁美民安少病，先之则多雨，后之则多汗（旱）""风从其所居之乡来为实风，主生长养万物，从其冲后来为虚风，伤人者也，主杀主害者。谨候虚风而避之"。就是

立夏（东南风） 弱风	夏至（南风） 大弱风	立秋（西南风） 谋风
春分（东风） 婴儿风	中	秋分（西风） 刚风
立春（东北风） 凶风	冬至（北风） 大刚风	立冬（西北风） 折风

清明节→

说，到什么季节刮什么风，这时候，风中携带的微生物对地球上的生物生长有益。如果风向不对，风中携带的微生物也就不对了，气候就不正常了，万物生长都会受影响。

清明与春分为同一宫所主。正常以东风微偏南为主，属"婴儿风"，微弱的风。我国东、南部均为海洋，所以，此时的微风带来湿润的空气，天气会小雨阵阵，也到了春耕最忙的时候了。如果风向不对，没有这湿润的空气和小雨，风中的微生物也不正常，就会影响农作物的收成，对人体健康也不利。

如何躲避虚邪贼风

"圣人曰：避虚邪之道，如避矢石然，邪弗能害。此之谓也。"与正常的风向正好相反的风一定要避开。

怎么避？减少外出，穿好衣物，风就不会侵袭皮毛，外来邪气入侵的机会就少；减少剧烈活动，不过度劳累，身体正气就不虚，呼吸进来的邪气也不会撼动身体，自然就不会生病了。由此可见，大家出门前不光要看天是否有雨雪，更要根据节气看风向。

杨柳发青，
百病皆生

春天易发疾病

树木发芽的时候，多种疾病也开始出现。

在万物复苏的春季，细菌、病毒也像万物一样会苏醒过来，导致众多疾病发生。

春季气候变暖，一方面各种细菌和病毒随之变得活跃起来，另一方面由于春季自然界阴阳更替，气候变化较大，容易造成机体免疫力下降，进而容易感染各种病菌。另外，体内的阴邪，随着阳气的升发，会被外驱，随着正邪斗争的加剧，疾病的症状也就表现出来了。

如何防护

这时候，人们需要随着气候变化增减衣物，防止外邪入侵；合理饮食，适当户外运动，改善体质，保证身体健康。

如果是体内寒痰水饮重、春季容易发生过敏性疾病的人，最宜温阳化痰。曾经有一位老友，重病缠身多年，心悸，乏力，每到春季就不能出门（因为花粉过敏）；能饮酒不能喝绿茶；到海南夏日炎炎、泡泡温泉，反倒舒适。这就是典型的"春病在阴"。这种情况怎么办？每年三伏天给这位老友贴三伏贴，她发的水疱是最大的，黄水淌十几天，二伏的贴就需要换穴位，整个夏天都不愈合。几年下来，她原来要走45分钟的路程，现在5分钟就能走到；原来饭都做不了，现在做饭、带娃加工作全不误。愿她越来越好！

还有一个相似的俗语叫"老病怕数九，重病怕打春"。

老病怕数九，
重病怕打春

"老病"是指病史很长的疾病，也就是现在所说的慢性病。这句话是说，慢性病容易在数九寒天时节复发，严重的疾病易在立春时节发生。

数九保养

冬至数九，一年中气温最低的时间开始了。这时因为身体的阳气不足以抵抗寒气，所以阳气虚弱导致的各种慢性病就开始复发了。这时候人应该"去寒就温，无泄皮肤"。所以，冬天大家都喜欢待在屋里吃羊肉火锅，羊

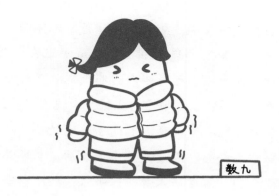

数九

肉的温热，可以补阳气。

当然，阳气虚的人，还可以吃点儿其他温热性的食物。比如主食有面粉、高粱、糯米及其制品；调味品有豆油、酒、醋、酒酿、红糖、饴糖、芥末、茴香、花椒、胡椒、桂花、红茶、咖啡；蔬菜有扁豆、黄芽菜、芥菜、香菜、辣椒、胡萝卜、韭菜、南瓜、蒜苗、蒜薹、大蒜、大葱、生姜、熟藕、莲子、熟白萝卜；水果有樱桃、葡萄、荔枝、龙眼、杨梅、乌梅、桃子、李子、杏子、橘子、大枣、橄榄；坚果有栗子、胡桃、核桃、葵花子；动物性食物有鸡肉、羊肉、鹿肉、狗肉、雀肉、河虾、海虾、鹅蛋、猪肝、鲫鱼、黄鳝、鲥鱼、奶酪等。吃对很关键！

春多重病

上个俗语提到朋友病重，行走都困难，这是因为"春病在阴"。从阴阳角度来看，阳病在外，阴病在内；阳气易补，阴气难复；因此，阳病多轻，阴病多重。

立春后气温变暖，阳气迅速回升，人体的阳气快速生发起来，外来的邪气（细菌、病毒）也会明显变强，体内阳气在加速驱出已存体内的邪气或者与外来的邪气进行抗争时，都会产生明显的症状，表现出严重的病情。所以，春天猝死者多。有人要问了：不是秋、冬季节容易发生死亡事件吗？那是慢性病复发后，长期体弱，最终不治死亡的。慢性病人数多，所以，秋、冬季节死亡人数也较多。

阴来阴去阴下雨，
病来病去病倒身

阴天久了大多会下雨，小病久了会成大病。

湿多则天雨人病

这里要跟大家说一下阴天下雨跟久病、重病的关系。

阴天下雨时，湿气较重，人也没精神，这是因为人的阳气会被湿气困住。如果人体阳气不足，湿气更容易趁机入侵。刚开始只是感觉身体发沉，或者头脑不清醒，有些困重，疼痛也不明显。时间久了，湿气不除，反复发作，那就越来越严重了。后期，就会出现全身乏力，关节沉重疼痛或变形，全身水肿，甚至生活不能自理，

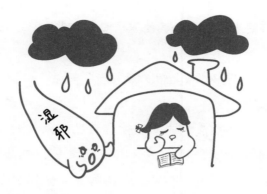

神志不清，呼吸困难……所以，大家在阴雨天一定要注意对湿邪的预防。

湿对呼吸系统疾病病人的影响

雨天湿度高，多种喜潮湿的微生物大量繁殖，大家在雨后出门闻到的泥土味，其实是泥土中的微生物散发出来的，这些微生物适量则对人体健康有益，但不是所有人都需要。对于患有慢性呼吸系统疾病的人，本身呼吸道已经受损，身体阳气又因雨天受困，更容易诱发呼吸系统疾病。那么怎么判断自己是不是需要这些微生物呢？

感觉！

当你感觉这泥土的气味很芳香，那就说明你需要它，你可以享受一会儿。当你感觉闻到的气味使你产生一种不适感时，就说明你要回避一下。所以，雨天，有人喜欢有人不喜欢，雨中的浪漫也不是人人都能享受的，一切都要以健康为前提。其他事情也是如此。

湿对风湿性疾病病人的影响

患有风湿性疾病的人往往称自己对天气变化的感知比天气预报都准。因为，天气变化之前，气压、温度、湿度是逐步改变的，有风湿性疾病的人多因自身阳气不足，湿气较重，对这些改变格外敏感，气压略低、温度略低、湿度略大，都可以引起风湿性疾病的急性发作，关节僵硬、沉重、疼痛情况加重。所以，这类人群在阴雨天时应多穿衣物，防寒防潮，但也不能穿得过于严实，出汗也会引起风湿发作。那么穿着就让人很费脑筋。

风湿性疾病病人洗脸、做家务最好用温水，用冷水会诱发疼痛，使病情加重；出门要随身带雨具；身体不适时，减少外出。

湿对心脑血管疾病病人的影响

阴雨天时气压下降，这种环境会使心脑血管疾病病人出现胸闷、头晕等不适症状。在阴雨天气里，患有高血压病的人要避免一次喝太多水；不要吃生冷的食物，因为冷刺激会使心脏血管急剧收缩，进而诱发心绞痛或心肌梗死等疾病；注意保持情绪平和；避免淋雨受凉引发疾病。

湿对消化系统疾病病人的影响

阴雨天，气温下降，湿度增大，脾胃虚弱、湿气较重者如有胃肠道疾病，症状可能会加重。因为脾喜燥恶湿，湿邪会加重脾的负担，导致脾运化无力，湿气停滞，就会使症状加重。

总之，身体湿气重，就需要注意避湿防寒。尽量吃些偏于温热的食物，清淡为主。一不小心，雨天淋雨了，尽快温水冲洗干净，再运动一下，喝点儿热水，让体内的寒湿随汗排出体外，再换身干爽的衣服，基本就没问题了。

冬不坐石，夏不坐木

冬天不坐石头，夏天不坐木头。

为什么呢？这主要是与两种邪气有关。一个是寒邪，一个是湿邪。

寒邪惹的祸

寒邪侵入人体后，会导致一系列病症。《黄帝内经》曰："经脉流行不止，环周不休，寒气入经而稽迟，泣而不行，客于脉外则血少，客于脉中则气不通，故卒然而痛""痛者寒气多也，有寒故痛也"。寒邪是导致疼痛的重要原因。因为寒邪属阴，易伤阳气，有收引的特性，就是"热胀冷缩"，哪个地方收缩了，哪个地方的经脉气血运行就不畅，因这种堵引起的疼痛，就是大家常听到的"不通则痛"。另外，因为这种堵，就会有一些地方出现气血不足的情况，组织得不到正常的营养，也会出现疼痛，表现为一种发"木"的痛感，即中医所说的"不荣则痛"。

还有一种疾病，大家可能知道——痈疽。痈疽，其实包括痈和疽两种疾病，是多发生于体表、四肢及内脏的化脓性疾病。《黄帝内经》记载，痈疽的发生是和寒有关的："寒邪客于经络之中则血泣，血泣则不通，不通则卫气归之，不得复反，故痈肿。寒气化为热，热胜则腐肉，肉腐则为脓。脓不泻则烂筋，筋烂则伤骨，骨伤则髓消，不当骨空，不得泄泻，血枯空虚，则筋骨肌肉不相荣，经脉败漏，熏于五脏，脏伤故死矣。"什么意思呢？寒性凝滞，人体受寒邪侵袭后，运行于经脉中的气血会像冰那样凝滞，即"寒凝血瘀"，人体为调节阴阳平衡会派遣属于阳、具有温煦作用的卫气去温化冰冷的瘀血，随着战斗的深入，卫气越募集越多，局部阳热偏盛，出现皮肤红、局部肿胀，再严重点儿就会出现血肉腐烂，进一步还会形成脓液，成了痈肿。你看，人一旦受寒，就会有疼痛、怕冷、水肿等一系列问题产生。所以，要避寒。

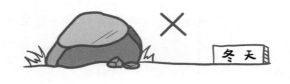

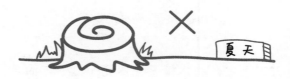

祛寒的办法

祛寒的办法有没有呢？必须有！炒葱白、炒盐热敷，艾灸，针刺，都可以帮助身体排出寒气，或者喝姜汤、姜枣茶、红茶、熟普洱，实在不行，热水袋都行，关键是以热祛寒。

冬不坐石的原因在于防寒。

冬天天气本来就冷，石头中所含的金属矿物质较多，具有较强的热传导性，天冷它就冷，人坐上去，身体的热量很快就会被散出去。冬天主封藏，为肾所主。冬季养生应以敛阴护阳为本，如果久坐石凳，必然会损伤身体阳气，这时候最易伤及肾阳。男性可诱发前列腺炎，女性可诱发痛经、月经延后等疾病，另外，还会导致腰腿冷痛、腹痛、腹泻、尿频等肾阳受损的症状。石头如此，公共场所的铁制座位更是如此。

冬不坐石的问题说完了，那夏为什么不能坐木呢？

湿呀!

夏天湿易伤人

夏天不坐室外的木椅子、木凳子，一方面是因为夏天雨多，天气炎热潮湿，放置在户外的木椅子、木凳子因为风吹雨淋，吸水后会变得潮湿，即使表面稍微晒干，里面还是湿气很重，坐一会儿湿气就返出来了；另一方面，夏天炎热，人体皮肤毛孔多处在开放的状态，湿气很易入侵。所以，公共场所的木质椅子大多会刷上油漆，防止被水湿浸入，既可以防木质腐烂，又可以减少湿气对人体健康的影响。

湿邪重浊黏滞

《黄帝内经》认为，湿邪入侵的方式有多种，如长期居住在地势低下、潮湿的地方；长期水上作业；雾露浸渍；天阴多雨，空气潮湿；突遭雨水浇淋，没及时更换衣物，等等。周围环境中的湿气，在人体正气不足的情况下，就会乘机侵入人体内而发病。

湿邪易导致的疾病

湿邪会导致什么疾病与它停在哪儿有关。

《黄帝内经》曰:"湿伤肉";《扁鹊心书》曰:"地之湿气,感则害人皮肉筋脉"。"湿气胜者为着痹",湿邪侵犯皮肉筋脉,可出现以肢体酸重、疼痛、麻木为主的着痹。

湿邪侵犯皮肤,还可致发生痤疮、痱子、汗疱疹等皮肤病。《黄帝内经》里有"汗出见湿,乃生痤痱",这里的"痤"就是痤疮,"痱"就是痱子、汗疱疹之类的皮肤病。因此,出汗后要及时更换干燥的衣服,但不要立马洗澡或待在潮湿的地方。

湿邪从下面入侵,就可能出现大便不成形或腹泻、阴部肿胀等症状,即"湿客下焦,发而濡泻,及为肿,隐曲之疾"。

湿邪从上面入侵,比如空气中湿度过大,或头发湿着睡觉吹冷风了,湿邪伤到头部,就会表现出头发沉,像有东西包裹或压着一样,即《黄帝内经》里说的"因于湿,首如裹"。另外,还会表现出颈项肩背沉重不适,甚至酸痛而转侧不利的症状。《黄帝内经》曰:"诸痉项强,皆属于湿",就是告诉大家,凡后脖子感觉僵硬的都是因为湿。

湿邪积久还可以损及内脏。《黄帝内经》认为，湿气通于脾，湿伤内脏，影响最大的是脾。"脾恶湿"，病机十九条中有"诸湿肿满，皆属于脾"，伤脾就可能出现大便不成形、腹泻、水肿等问题。当然，湿邪还可以伤及其他内脏，就不一一赘述了。

湿邪的特点

湿邪引起人生病都有什么特点呢？缠绵难愈！

湿为阴邪，其性濡润，有来缓去迟的特点。《黄帝内经素问·五运行大论》曰："其性静兼，其德为濡。"湿邪引起的疾病，表现缓慢，很久才表现出来，症状复杂，大多是缓慢地由轻到重，发现时往往病已很久，治疗也非常棘手。所以，最关键的是预防。

如何防湿

防天之湿气。雨天、大雾天减少出行和室外工作。要"顺四时而适寒暑"，也就是根据天气变化，调整自己的生活。南方到梅雨季节时，菜市场都会出售一些祛湿的食材，北方人到南方时，一定要有这个意识，去请教一下当地菜商，给自己煮点儿喝，以健脾祛湿。

防地之湿气。工作、生活环境不能太潮，更不要在潮湿的地方久坐，要选择阳光充足、空气流通的居住环境，避免长期在潮湿的环境中居住和/或工作。

健脾胃

一是不能伤脾胃。湿邪发病与脾胃关系非常密切，而脾胃负责饮食和津液的运化。如果饮食不节制，损伤脾胃，既容易因体虚导致湿气容易入侵，又容易导致体内湿邪的产生。因此，养成良好的饮食习惯也是防止湿病产生的一个重要方面。

《黄帝内经》曰："五谷为养，五果为助，五畜为益，五菜为充，气味合而服之，以补精益气。"《黄帝内经》提出的以谷类食物为主，以适量的水果、蔬菜及肉类食物为辅的饮食方案，历经数千年的实践检验，有助于保养脾胃，避免内生湿邪的产生。同时，饮食不宜过度。《黄帝内经》曰："饮食自倍，肠胃乃伤。"通常饮食以七八分饱为宜。

二是选择健脾祛湿的食物，如山药、薏米、白扁豆等。

三是适当运动。因为，脾主四肢肌肉，适当锻炼四肢肌肉，也就增强了脾的功能。

正月不理发，
腊月不搬家

　　这里的正月是农历。民间"正月不理发"是因为有这样的一个说法——正月理发"死舅"。

　　说到这儿，先要给大家讲个故事。在清朝刚建立不久，为了巩固当时的统治，也为让百姓切断和前朝的联系，就颁布了剃发令，让百姓都把发型换成满族人的发型。朝代的更替可能是一场战争就能改变的，但是人们的观念就不那么容易改变了。这项政策的实施引起了很多汉族人的不满，他们不愿剃掉自己的头发，所以在当时，不理发也就成了一种思念旧朝的象征，也就是"思旧"。"思旧"与"死舅"两个词是谐音，在后世口传的过程中，慢慢地被人们混为一谈，最后留下来的就是"死舅"这个说法了。

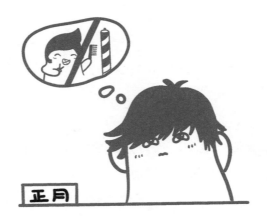

那从中医的角度来说，如何解释呢？

正月是农历新年的第一个月，阳气生发力量还不足，人体保护体表的阳气也相对不足，理发必然要洗头，这时候如果理发，不单是头发短保暖作用下降，还因为洗头后，头发上的水分蒸发带走不少热量，人容易受凉。并且古人不论男女都留长发，洗头、理发是个大工程，不是权贵，家里没有保暖的条件，这事儿都是奢侈。所以，正月不理发也是顺应自然的一个表现。

腊月不搬家，又是怎么回事呢？

冬藏勿露

腊月临近春节，春节是中国最重要的节日之一，家家户户都会在腊月这个月进行各种准备，为的就是能够过一个完满的春节。由于腊月要为春节做准备，大家都会很忙，而搬家又是一个非常麻烦的事情，事情当然不能都堆在一起了。以上这些我们大多能考虑到，那没考虑到的是什么呢？是气候！

腊月为冬三月之中最冷的一段时间，腊月全在数九寒天中。《黄帝内经素问·四气调神大论》曰："冬三月，此谓闭藏。水冰地坼，无扰乎阳，早卧晚起，必待日光，使志若伏若匿，若有私意，若已有得，去寒就温，无泄皮肤，使气亟夺，此冬气之应，养藏之道也。逆之则伤肾，春为痿厥，奉生者少。"冬季为封藏的季节，不能扰动阳气，等太阳出来了再起床，心思不能外露，要找暖和地方待着，不能暴露皮肤。看，多小心。因为，如果不小心，就可能伤肾。肾为先天之本，伤了不好补。

搬家是需要大动干戈的活动。搬家时家里所有东西都要经历一下腊月的寒气，搬动时，人更是会耗散阳气。等到安置好了，人被这些透着寒气的家用物品包围，阳气就更不足了，如果这时候再受点儿寒凉，很容易就生病，会伤及先天肾气。所以，腊月必须要搬家的话，那也得悠着点儿干，并且请搬家公司先把家具搬过去，用暖气或空调先把它们暖和透了，人再住过去。

民以食为天

用肚子吃饭求温饱，
用嘴巴吃饭讲享受，
用脑子吃饭保健康

少吃一口，
舒坦一宿

药补不如食补

早上吃得像皇帝，
晚上吃得像乞丐

寒从脚起，病从口入

饭吃七分饱，
到老肠胃好

宁吃开眉粥，
不吃皱眉饭

三餐喝粥，人百岁

饭养人，歌养心

吃米带点糠，
老小都安康

早上吃好，
中午吃饱，
晚上吃少

吃饭先喝汤，
胜过良药方

......

每天要吃醋，
不用上药铺

饮食篇

饮食的重要性

一部《舌尖上的中国》，火遍了大江南北。勾起了所有人的食欲，也带红了一众地方美食。吃，是所有人的命门，自古就有"民以食为天"的说法。

民以食为天

老百姓认为吃饭是天下第一大事。《汉书·郦食其传》曰："王者以民为天，而民以食为天。"意思是说领导者将自己所领导的百姓放在第一位。与其相对应的，百姓把什么放在第一位，做领导的也要知道。

生存是第一位的。人们对吃的重要性的认识，始终贯穿于中国文明发展的历史长河。中国是一个有着五千年历史的文明古国，饮食文化是文明史不可或缺的一部分。

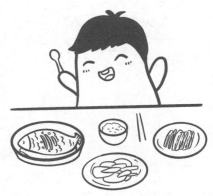

烹调的作用

烹调是人们生存下去的必备技艺。古有燧人氏"钻木取火,以化腥臊",人们开始过上了吃熟食的生活。自从吃熟食,人们的胃肠道疾病减少了许多。

神农氏"耕而陶",开启了中国农耕文明。陶具使人们拥有了炊具和容器,为制作发酵性食品提供了可能。神农尝百草,开创古医药学,将食物与药物初步进行了分类。

黄帝时期,发明了灶,集中火力、节省燃料,使食物快速变熟,"蒸谷为饮,烹谷为粥",有了烹调方法的区别,还发明了"甑"这种蒸锅,继而有了蒸盐业,从此,"烹""调"俱备,更有益于人的健康。

其后就有了很多封神的厨师,比如《列子·力命》记载活了八百多岁的彭祖,封相的伊尹,他们都因为有高超烹饪技艺而被载入史册。可见,怎么吃是很重要的一门学问。

五谷、五果、五畜、五菜

吃什么,一直是人们在不断研究的问题,也是关乎国家大计的事情。我国以谷物、蔬菜为主要食物。在

"江山社稷"中，这个"稷"就是小米，又称谷子。春秋战国时期开始，稷长期占主导地位，为五谷之长。五谷古代有多种不同说法，最主要的有两种：一种指稻（俗称水稻、大米）、黍（俗称黄黍、黄米）、稷（又称粟，俗称小米）、麦（俗称小麦）、菽（俗称大豆）；另一种指麻（俗称麻子）、黍、稷、麦、菽。两者的区别是：前者有稻无麻，后者有麻无稻。因为有的地方气候干旱，不利于稻的种植，因此用麻来代替稻。古代经济文化中心在黄河流域，稻的主要产地在南方，而北方种稻有限，所以"五谷"中最初无稻也可以理解。现在培育的粮食种类越来越多，五谷通常用来泛指粮食。

在《黄帝内经》中，以大米、麻、大豆、小麦、黄黍五种有代表性味道的谷物来把粮食进行归类，以调养五脏。"秔米甘，麻酸，大豆咸，麦苦，黄黍辛。"除此之外，还把五果、五畜、五菜进行了归类："五果：枣甘，李酸，栗咸，杏苦，桃辛。五畜：牛甘，犬酸，猪咸，羊苦，鸡辛。五菜：葵甘，韭酸，藿咸，薤苦，葱辛。"并且指出："五味各走其所喜，谷味酸，先走肝；谷味苦，先走心；谷味甘，先走脾；谷味辛，先走肺；谷味咸，先走肾。"

此外，还有以形补形的理论，如吃筋养筋、吃肝养肝、吃胃养胃、吃肾养肾等。再由此延伸到"藏象"理论，以补养各器官。如大家所熟知的吃肝可以养目，除了治疗近视，还用来治疗夜盲症，用的就是"肝开窍于目"的理论。

当然，吃得不合理，身体的脏腑会出问题，健康就受到了影响，那就是天塌了的大事件。由此可见"民以食为天"的深刻意义。

那怎么吃才能让天不塌呢？

用肚子吃饭求温饱，
用嘴巴吃饭讲享受，
用脑子吃饭保健康

用肚子吃饭是根据肚子饿不饿吃东西，只是为了满足温饱。用嘴巴吃饭是依据口感喜欢不喜欢来吃东西，是为了讲究享受，这是大多数人满足温饱后的选择，找好吃的。还有一种是用脑子吃饭，根据自己的身体状况，选择适合自己的食物，保护自身的健康，这是一种智慧的选择。

吃饱后的纠结

人先得能吃饱，在满足了温饱的基础上，"讲享受"与"保健康"的吃法往往是矛盾的。因为，大多数人吃东西都想享受口腹之欲。这种情况小孩子特别多见，遇到好吃的大吃特吃，遇到普通的五谷杂粮就不想吃了。这种情况，在中医学中叫作"饮食不节"，吃饭没有度，脾胃功能往往受损。

吃出来的小儿疳积

小儿有一种常见病——疳积，又称疳证、疳疾、疳病，是由于乳食失调、甘肥无节导致的慢性营养障碍性疾病。临床上以面黄肌瘦、毛发焦枯、肚大青筋、精神萎靡为特征。本病的关键在脾胃。针灸有一个很好的治疗穴位，叫四缝穴。四缝穴的准确位置为第 2~5 手指掌面，近侧指间关节横纹的中央，左、右共 8 穴。用拇指指尖掐揉四缝穴，每穴掐揉 2~3 分钟。长期坚持，可以缓解并治疗疳积。如果小儿病情比较严重，已经腹大如鼓，可以进行四缝穴直接放血，挤出白色或者乌黑色液体，疾病将明显减轻。

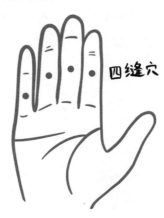

四缝穴

饮食不节导致的疾病

小儿饮食不节会生病，成年人也一样。《黄帝内经灵枢·五味论》曰："五味入于口也，各有所走，各有所病。酸走筋，多食之，令人癃（小便排出不畅）；咸走血，多食之，令人渴；辛走气，多食之，令人洞心（心中空如无物）；苦走骨，多食之，令人变呕；甘走肉，多食之，令人悗心（精神不振，欲吐不吐）。"这是在讲五味偏嗜会导致什么样的疾病。还有种情况是什么都吃，但是过于浓重了，一样会让人身体出问题。比如，《红炉点雪》记载："耳鸣……。大抵此症，因平昔饮酒浓味，上焦素有痰火……"，还有"左耳聋，妇人多有之，以其多忿怒故也；右耳聋者，男人多有之，以其多色欲故也；左右俱聋者，膏粱之家多有之，以其多肥甘故也"，就是说，耳鸣、耳聋很多是因为口味过重引起的。

另外，还有一个大家熟知的富贵病——糖尿病，中医称为"消渴"。"此人必数食甘美而多肥也，肥者令人内热，甘者令人中满，故其气上溢，转为消渴。"糖尿病病人很多也是因吃得太过肥甘厚腻了。怎么办？"治之以兰，除陈气也。"这里的兰，大多数医家都认为是佩兰。佩兰，味辛，性平，归脾、胃经，有芳香醒脾、理气化浊的功效，善清脾胃湿热，目前是用于预防和治疗 2 型糖尿病有胰岛素抵抗的代表药物。

所以，用嘴巴吃饭的还是要节制点儿，满足一下，让心情愉快了，再节制一些，用脑子吃饭，让身体健康点儿吧。

吃饭的智慧

先说一点儿最基本的——细嚼慢咽。

为什么呢？

一是细嚼慢咽可以将食物充分嚼碎，同时分泌足够的唾液，能帮助脾胃消化吸收；二是细嚼慢咽能帮助人控制到合适的饭量，因为人的大脑对于饱腹的感觉一般要比胃慢 20 分钟左右。也就是说，吃饭太快的话，胃已经饱胀了，但大脑还没反应，还会觉得饿，要继续吃，所以吃饭太快的话，往往会摄入过多食物，加重脾胃的负担。

细嚼慢咽应该怎么做？

建议每口饭在口中嚼 20 下，让口中的唾液淀粉酶充分与食物混合，帮助消化食物，另外，也可以拉长吃饭时间，让大脑有充分的时间反应。

再说一点，就是健康状况不同，应该怎样选择不同食物。

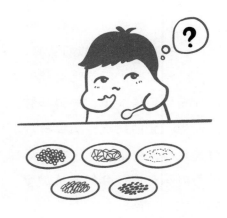

《黄帝内经灵枢·五味》曰："肝色青，宜食甘，秔米饭、牛肉、枣、葵皆甘。心色赤，宜食酸，犬肉、麻、李、韭皆酸。脾黄色，宜食咸，大豆、猪肉、栗、藿皆咸。肺白色，宜食苦，麦、羊肉、杏、薤皆苦。肾色黑，宜食辛，黄黍、鸡肉、桃、葱皆辛。"

就是说，当有脏腑邪气太过，面色呈现肝病的青色时，宜选择味甜的食材，如粳米、牛肉、大枣、葵菜之类；面色呈现心病的红色时，宜选择味酸的食材，如狗肉、麻子、李子、韭菜之类；面色呈现脾病的黄色时，宜选择味咸的食材，如大豆、猪肉、板栗、豆苗之类；面色呈现肺病的白色时，宜选择食用味苦的食材，如小麦、羊肉、杏、薤白之类；面色呈现肾病的黑色时，宜选择食用味辛的食材，如黄黍、鸡肉、桃、葱等。

另外，《黄帝内经灵枢·九针论》曰："病在筋，无食酸。病在气，无食辛。病在骨，无食咸。病在血，无食苦。病在肉，无食甘。口嗜而欲食之，不可多也，必自裁也。"是说病位在筋，不要吃酸的食物，因为酸走筋，会使病情加重；病位在气，不要吃辛辣的食物，因为辛味走气，会动气而使病情加重；病位在骨，不要吃咸的食物，因为咸走骨，会助病气；病位在血，不要吃苦味的食物，因为苦走血，会助病气；病位在肉，不要吃甜味的食物，因为甜味走肉，会使病情加重。实在很想吃的话，量一定要少，不能多。

也就是说，身体有问题了，一定要选择合适的食物，这样有利于恢复健康，避免病情加重。另外，还要讲究合适的烹调方法。煎、炸、烧、烤往往有助阳祛湿、焦香醒脾的作用，会增加食欲，但阴虚的人不宜。比如有慢性咽炎的人，往往吃烧烤就嗓子疼。拌、炖、煮、煲有滋阴祛火的作用，有利于吸收，体弱者多选，但痰湿过重的人不宜，比如体重超标的人越喝可能越胖。

当然，如果烹调的食材寒热属性不同，效果也不同。先看食材四气五味的属性，再考虑烹调方式。温热性质的食材用助阳的烹调方式，更能体现其温热之性，比如煎牛排、炸虾、烧鸡、烤羊肉；寒凉的食材用养阴的烹调方式更能体现其寒凉之性，比如拌苦菊、炖老鸭、煮燕窝、煲甲鱼。还可以根据自己的健康状况自行开发。

这就是用脑子吃饭的特点——琢磨一下，再做决定。

由此可见，吃饭真的是一门学问。

药补不如食补

吃药补养身体，不如吃饭补养身体。

药与食的偏性

人身体虚弱时，总想着吃点儿什么药补补，而老祖宗的智慧是通过合理选择食物补养身体。《黄帝内经》曰："谷肉果菜，食养尽之。"食材取性味平和的，例如五谷是种子，具温、凉、平三性，没有寒热极端之性，作为主食，也就是人的主要食物。其他果、畜、菜都是作为辅助补益填充的，虽有寒、热、温、凉四性，但无大热、大寒之偏。

药材却不同，药材是取万物的偏性和毒性来疗疾，要以偏纠偏，以毒攻毒，所以有"是药三分毒"之说。

脏腑虚损时如何选择食物

《黄帝内经》说，五味入五脏。酸味入肝，甘味入脾，苦味入心，辛味入肺，咸味入肾。脾虚脸色发黄的人，宜吃甜的，如秫米、牛肉、大枣、葵菜（古代的一种蔬菜，现在有说是秋葵，有说是冬葵）；心气虚脸色发红的人，宜吃小麦、羊肉、杏、薤白；肾气虚脸色发黑的人，宜吃大豆、猪肉、栗、豆苗、豆叶；肝气虚脸色发青的人，宜吃麻子、狗肉、李子、韭菜；肺气虚脸色发白的人，宜吃黄黍、鸡肉、桃、大葱。

另外，还有五禁："肝病禁辛，心病禁咸，脾病禁酸，肾病禁甘，肺病禁苦。"也就是说，五脏虚损时，不能吃五行中它所不胜的那种味。味辛属金，肝属木，金克木，所以，当肝虚时，不能吃辛辣的。味咸属水，心属火，水克火，所以，心虚时，不能吃咸的。同理，脾虚时，不能吃酸的；肺虚时，不能吃苦的；肾虚时，不能吃甜的。

在此还要提出一点，虚损的人往往会有自救的反应，很想吃某种东西。这种食物往往是他身体里所需要的，吃了以后会让他身体舒服。所以，生病的人，大家都会问他"想吃点儿什么？"，想吃什么就给弄点儿什么。不单是为了满足病人的情绪需要，很多时候也是对病人的病情有益。

如果身体健康的人，再服补药，不但失去了"补"的意义，而且这些药物还有可能产生或多或少的不良反应，进而破坏人体的生理平衡，导致诸多疾病的产生，造成的后果远比吃点儿食物进补严重得多。

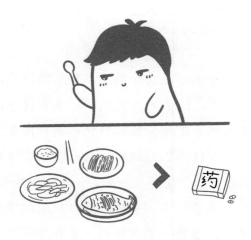

　　正确的方法是，如果是因有外来邪气导致疾病的，以药物治疗为主，饮食营养为辅；无外邪但因营养不足而体弱的，则以"食补"加强营养为主。

　　从中医的角度来看，许多食物本身就是中药材，如葱、姜、花椒、茴香、萝卜、梨……食物和中药原无绝对的分界，所以有"药食同源"一说。选择适当的食物，发挥其"补虚"的作用，同时适当地进行体育锻炼，就可以达到健康的目的了。

寒从脚起，
病从口入

　　这句俗语是说，寒气从脚向上入侵，吃的不合适就会生病。

寒邪与脚气

寒邪，属于阴邪，具有寒冷、凝结的特点，寒邪最易损伤人体阳气，侵袭人体的阴位，或者说人体的中下部。脚位于人体最下部，最容易受到寒邪侵袭，故而说寒从脚起。如果这样不好理解，也可以换个思路。人体的双脚离心脏最远，当外界变冷时，人体功能自动调节，为了不使体内热量散失，手脚血液会回流以保持内脏器官所需的温度。当脚下温度低时，没有足够的热量驱除寒气，就会从下向上逐步变冷，这样人的全身都会感到寒冷。

这里给大家说一个中医的病"脚气"，它不是"香港脚"，而是"风寒暑湿邪毒之气，从外而入于脚膝，渐传于内，则名脚气也"，是指外邪从脚下入侵，导致以下肢萎软无力为主要表现的一组疾病。寒湿导致的多见，表现为脚膝软弱无力、麻木浮肿；或拘挛疼痛，兼见恶寒肢冷。

饮食不节与饮食不洁

再说一下吃得不合适的问题，包括两个方面。

一是饮食不节。就是吃得过多，或饮食偏嗜。这种饮食偏嗜其实也是某种或某几种食物的过多摄入，所以都属于饮食不节。吃得量太多，会加重胃肠道的负担，从而导致胃肠道损伤。这就是《黄帝内经》里所说的"饮食自倍，肠胃乃伤"。另外，饮食偏嗜会因五味的偏颇导致相应的脏腑受损，也会因寒、热、温、凉四性的偏颇导致身体阴阳失衡，也就是《黄帝内经》中所说的"水谷之寒热，感则害于六腑"。所以，饮食均衡很重要。

二是饮食不洁。就是吃了对人体有害的东西。比如吃了变质的食物。有毒物质进入体内，胃肠道首先会做出反应，人会出现恶心、呕吐、腹泻等症状，这是人体产生的自我保护反应，目的是把有毒物质排出去。这时一定要注意补充电解质，能喝的话，尽量喝些菜汤之类的，这样可以补充多种维生素和矿物质，等排净了，就好了，不宜止泄或止吐，以免把毒素留在体内。人体功

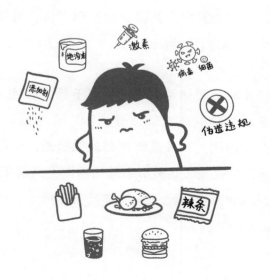

能正常的情况下，可以把有毒物质排出去，如果功能减弱，就可能排不出去而损伤其他脏腑。即使排出了有毒物质，人体的正气也受到了损伤。大家想一下，吐泄之后，是不是身体很虚弱？

由以上内容可见，脚底保暖和饮食调节对人体的重要性。那么，在日常生活中应该怎么来注意这两方面的问题呢？

脚如何防寒

先来说说如何防寒从脚起。

1. 常按摩　人体足部贮藏着整个机体的生命信息，人的心、肺、肝、脾、胃、肾、肠等脏器都在足底有特定的反射区，全面按摩足部反射区和穴位，可通过神经反射调节各脏器的功能。

足部在血液循环中的作用相当于第二心脏，刺激足部反射区和穴位，还能使血管扩张，全身血流量增多，使血液循环加速，改善组织缺血缺氧状态，使神经得到充分营养，有效预防或缓解糖尿病周围神经病变。所以，糖尿病病人如果条件允许，洗脚后彻底擦干，再进行足部按摩。

2. 多运动　足部的活动可以使足部的肌肉、筋膜、韧带、关节、神经末梢得到锻炼，促进足部血液循环，改善足部温度状况。

3. 鞋袜暖　想要脚暖还要穿暖和的鞋、袜。除了夏天，一定要选择合适的鞋子，保温性能好，透气性强，有弹性。脚出汗可以起到调节体温的作用，所以，要求鞋、袜能尽快把湿气透散出去，如果湿气留在鞋内，时间久了脚会感觉不舒服，而且由于热量的不断散失，脚会变凉。脚越湿，热量散失越多，还容易引起伤风感冒。

这些都是解决脚的问题，那口的问题怎么把控呢？

饮食的"养、助、益、充"

在注意饮食卫生、控制饮食摄入量的基础上，要注意荤素搭配。《黄帝内经》记载："五谷为养，五果为助，五畜为益，五菜为充，气味合而服之，以补精益气"。"养、助、益、充"是有明显差别的，比重不同，作用不同。

五谷是以粳米、黄黍、小米、麦、豆为代表的主食，可以抚育人类，是使身心得到滋补和休息的第一要素。五谷尽量避免精加工，因为五谷的表皮中含有丰富的矿物质和维生素，对人体生长发育、功能维持和机体修复都有不可忽视的作用。

例如，小麦麸皮含有丰富的氨基酸、矿物质以及B族维生素，有利于儿童的生长发育；还富含维生素E，有防止不孕不育和抗癌的作用。现在生育率下降和癌症患病率增高，不能说与吃的过细无关。麸皮中的天然植物油、蛋白质、维生素等成分，还有很好的护理皮肤作用。除此之外，麸皮还含有丰富的膳食纤维，能很好地改善便秘，还可以促进脂肪和氮的排泄，有助于防治纤维缺乏性疾病，有助于改善代谢，对糖尿病和动脉硬化都有一定的好处。

五果就是五种果实，以大枣、李子、板栗、杏、桃为代表，是协助辅佐的食物。五果可以调节食欲，也是身体获取维生素和矿物质很好的来源。

五畜就是肉类，典型代表有牛、犬、羊、猪、鸡，在《黄帝内经》的另一篇章中五畜有以"马"代"羊"的，实际是告诉大家，这只是个代表，因为马又做代步和耕作之用，就有了同性味的马为五畜之一的说法了。而五畜又是畜、禽、鱼、蛋、奶的代表，即指蛋白质类食物，这类食物对身体很有益处。

五菜是以"葵菜、藿（豆叶或豆苗）、葱、薤白、韭菜"为代表的蔬菜类，是用来填满肚子的。有意思的是蔬菜中的粗纤维不被人体吸收，到肠道后，就是起填充的作用，在肠道中搭个架子，为肠道内的代谢产物和死亡的细菌提供支撑，形成软硬适中的大便排出体外，所以，"充"字很好地说明了它的主要作用。

《黄帝内经》还告诉大家："谷肉果菜，食养尽之，无使过之，伤其正也。"也就是说，食物比例一定要安排合理，都不能多吃，避免损伤人体正气。

这里要提的一点是很多人认为肉类是好东西，但其实肉类吃多了会因为肥甘厚味伤脾，导致脾运化无力，就容易出现肥胖、糖尿病、高血压病、高脂血症之类的"富贵病"。

不吃主食的错误

随着日本减肥名人桐山秀树 61 岁就因心力衰竭在东京一家餐厅内猝死，他戒除一切碳水化合物（主食、水果、蔬菜都是碳水化合物）的减肥法也彻底失败了。而世界著名医学期刊《柳叶刀》上发表了一篇文章，文章称历时 25 年、通过对 15 400 人进行调查问卷得出了结论：相比低碳水化合物饮食，适度摄入碳水化合物或者用植物脂肪和植物蛋白质代替肉类会更健康。研究发现，低碳水化合物饮食和高碳水化合物饮食相比，那些从碳水化合物中获取 50%~55% 能量的人死亡风险更低。由此可见，五谷作为"主食"是生命的选择。

当然，现代这种以主要营养成分为研究对象的研究结果，还有待进一步分析。因为，同为碳水化合物，吃五谷为主与吃水果或蔬菜为主肯定还是不一样的。就像有研究说猪蹄与海参的胶原蛋白一样多，但并不意味着它俩的营养价值就是一样的。

中医讲究"精、气、神"，取类比象，从长沙古墓马王堆里挖出来的那些种子，已经两千年了，还能发芽，说明种子是有极强生命力的东西，是生命的延续。中国妇女坐月子都要喝小米粥，那是因为种子的力量。一碗谷子（未脱壳的小米），种到地里就能长出一大片，并且它的生命力极强，所以可以用它的精、气、神来维持人的生命力。小孩脾胃弱、腹泻，也可以用小米粥油来解决，它味甘、色黄，入脾胃，具有极强的升发之力，气往上提了，腹泻就止住了。这些都是生活的学问。不论哪个民族，哪怕是以肉食为主，他也必须吃粮食，不吃粮食的话，身体是无法正常工作的。那些以减肥为目的，不吃主食的人，是不是该清醒一下了？那是在拿生命开玩笑。

还是学点儿中医吧，生活很需要。

宁吃开眉粥，
不吃皱眉饭

宁愿开心地喝粥，也不情绪不畅地吃饭。这里是泛指过什么样的日子。如果开心，物质不够丰富也是好日子。如果不开心，物质再丰富也不要。

诸葛亮劳心伤脾

《三国演义》中有一段记载，很富医理。说的是，诸葛亮遣使至司马营，司马懿不问对方军事上的事情，但以"饮食及事之繁简为问"，听到诸葛亮的使者说诸葛亮公务诸多、饮食很少后，司马懿对自己周围的将士说："孔明食少事烦，其能久乎？"说明司马懿很懂养生之道，可能这也是他作为三国时期重要谋士还能长寿的一个原因吧。同时也证明了忧思劳碌会伤脾胃，导致食欲不振。食欲不振了，身体所需的营养就很难得到满足，这样又能坚持多久呢？所以，大家要注意避免过度思虑。

思虑与厌食

吃饭前后的情绪对就餐质量的影响也很大。

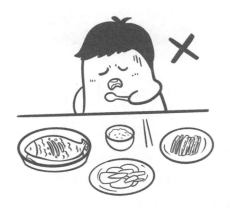

　　单从就餐时的情绪来说，良好的情绪，气血运行顺畅，有利于食物消化吸收。皱眉就有心思，"思则气结"，思虑会劳神过度，又会损伤脾胃之气。心神失养则心悸、健忘、失眠、多梦；脾运化无力，胃受纳腐熟失职，便会出现纳呆、脘腹胀满、便溏等症。《黄帝内经》曰："赤脉之至也，喘而坚，诊曰有积气在中，时害于食，名曰心痹。得之外疾，思虑而心虚，故邪从之。"告诉大家，心痹是因为思虑引起心虚，邪气入侵而成。《医法圆通》记载："不食一症……有因七情过度，损伤胃气者"，明确指出，有因为情绪不良导致厌食症的。

　　生活中常见就餐时或就餐中因言语不合，丢下碗筷不吃了的，这是对的。因为生气时，肝气会横逆犯胃，让胃口有堵塞的感觉，这也是身体的一种自我保护，告诉您这个时候胃里不适合有东西，因为气血乱了，不能很好地消化，容易形成积食、积气，对胃造成损伤，所以，不吃了，是一种明智的选择。如果强忍着吃下去，那就会引起"心痹"之类的大麻烦。临床发现，很多病人的胃病都是因为就餐时情绪不畅引起的。而且，有的病人很清楚自己的胃病是因为就餐情绪不畅引起的。在此，奉劝大家，就餐时话少些，除了避免噎、呛之外，还可以避免情绪不畅而影响消化功能。家中有小孩的，进餐时合理引导，尽量不采用训斥的教育方式，以免影响孩子的脾胃功能，导致孩子发育不良。

情绪对人的影响很多，在此只略谈对饮食的影响，希望大家就餐都能有好心情。

饭养人，
歌养心

饭食能够保养身体，唱歌则能修养心灵。

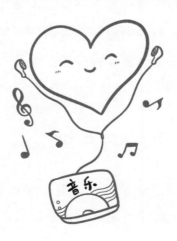

脾，在声为歌

饮食调养身体，自不用说。歌养心，也是有医学基础的。《黄帝内经素问·阴阳应象大论》曰："脾……在音为宫，在声为歌"。古代的谋士多是"歌以言志"。那是因为思虑过度，伤及脾，控制不住地想用"歌"来抒发自己的情怀。当然，热恋的人唱情歌最动听，失恋的人唱情歌最伤心，都是因为歌能抒情。而歌能养心的原因是自己边唱边听，听靠的是耳，而"南方赤色，入通于心，开窍于耳，藏精于心"，听了以后，可以调心。所以说歌养心。

再来说说现代研究怎么解释歌能够养心。一些医学专家经过长时间的研究指出，唱歌和气功中"吐音法"的原理是一样的，都需要端正姿势，高度集中精神，采用腹式呼吸，摒除杂念。既然唱歌如同在练气功，它能够宣泄郁结之气就理所当然了。近年来，医学专家还发现，唱歌能起到体内按摩的作用。这是什么意思呢？就是唱歌能使人体的横膈膜加速运动，让新鲜空气在体内加速循环，从而达到按摩的效果，这是其他运动无法取代的。

气为血之帅

另外，唱歌还能扩大肺活量，增加肺泡的通气量，增强呼吸功能。据科学家统计，一般成年人的肺活量是

3500 毫升左右，歌唱家的肺活量则常在 4000 毫升左右。肺活量大了，呼吸功能就增强了。从这个意义上讲，唱歌是一种增强呼吸功能的好办法。也是由于这个原因，医生建议一些患有呼吸系统疾病的病人练声乐。临床中，确实也有通过让病人唱歌来治疗咽喉炎、气道阻塞、气管炎、哮喘的例子，常收到药物达不到的效果。肺主气，心主血脉，气与血之间的关系是"气为血之帅"，气行则血行。唱歌调气了，自然也就有助于行血，血行通畅了，心自然也就得到调养了。

歌有多种类型，欢快和雄壮的歌最能养心。

早上吃好，
中午吃饱，
晚上吃少

早上要吃得营养均衡，中午可以吃得多些，吃饱为度，晚上尽量少吃。

中医认为，人体是一个整体，我们的身体与整个自然界也是一个整体，所以，我们的身体时刻与整个自然界发生着共振，互相影响。

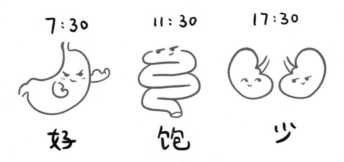

上午脾胃工作

早上，我们的身体如同一年四季中的春天，万物复苏，这时候身体就需要食物精微的滋养，如果没有足够的营养，就如同植物生长在贫瘠的土地上，自然郁而不长。另外，辰时（7：00—9：00）人体气血流注于足阳明胃经，巳时（9：00—11：00）气血流注于足太阴脾经，所以，上午这段时间是胃和脾最活跃的时间。《黄帝内经素问·五脏别论》记载："胃者，水谷之海，六腑之大源也。五味入口，藏于胃，以养五脏气。"胃的主要功能是受纳和腐熟水谷，而脾的主要功能是运化水谷精微和水液。也就是说，上午是人体消化和吸收营养最好的时间段，早上吃得营养均衡，脾胃气血充足，运化正常，那么人体所需的营养物质就可以更好地运送到全身了。所以，早餐吃好很重要。

下午小肠工作

到中午了，我们的身体如同一年四季中的夏天，一切欣欣向荣，充满着活力，机体功能亢盛，所以我们要吃饱，只有吃饱了才能跟得上身体的需求。而且，下午未时（13：00—15：00）是手太阳小肠经主时，这时候小肠的气血最旺，而小肠的功能是"泌别清浊"，现代医学认为，小肠是人体最大的消化、吸收器官。吃饱了，小肠才有东西消化。如果不吃，那小肠就没得消化，也会受损伤的。

晚餐影响肾的封藏

到了晚上，我们的身体如同冬天一般，需要闭藏，万物凋零，土地只需要供给植物很少的营养就可以了，我们的身体也是一样，只需要很少的食物供应，甚至不需要食物的干扰。因此，有"过午不食"的说法。晚餐的时间多在酉时（17：00—19：00），这是足少阴肾经主时。肾的气血最充实，而肾主藏精，藏的是先天之精，关键是要"藏"。如果晚上吃得过多，人体就需要分出很大一部分气血帮助脾胃来消化食物，肾的封藏能力就会受到影响，甚至可能需要调动肾精来帮助消化，这样，就得不偿失了。

少吃一口，舒坦一宿

晚饭少吃一点儿，夜晚睡眠会安稳一些。特别提醒——晚上少吃。

胃气不降不得卧

关于饮食与睡眠的关系，《黄帝内经素问·逆调论》曰："阳明者，胃脉也，胃者，六腑之海，其气亦下行，阳明逆不得从其道，故不得卧也。"胃里有食物，那足阳明胃经的经气就需要上行到胃里进行消化。当夜间胃中食物过多，太多的经气需要上行到胃里时，经气上逆就睡不好。

胃不和则卧不安

另外,《黄帝内经素问·逆调论》记载:"《下经》曰:胃不和则卧不安。"这里的"胃不和"是指胃病、胃肠不适;"卧不安"就是睡眠障碍,如入睡困难、睡眠不深、易惊醒、醒后不易入睡、夜卧多梦、早醒、醒后感到疲乏或缺乏清醒感等。指出胃部疾病与睡眠障碍的关系。

胃病与睡眠的现代研究

有学者对患有慢性胃炎、肠炎、胃溃疡、十二指肠溃疡急性期伴失眠症的人群调查发现,大部分病人晚上不易入睡,睡后易醒,睡眠时间少于 4 小时,几乎所有的病人都出现睡眠不深、多梦、难入眠,起床后乏力、头昏、记忆力差的情况。可见"胃不和"确实与睡眠障碍有着密切的关系。

现代很多人饮食过度,或因压力过大、思虑过度损伤脾胃,出现因胃肠疾病扰动心神而致失眠的问题,分析与脾失健运、痰湿中阻、郁而化热、扰动心神有关。临床常用半夏、竹茹这一药对来治疗胃肠相关性失眠。很多病人在使用像保和丸之类的药方调理脾胃时发现,胃肠畅快、胃气得降的同时,失眠的症状也随之改善,并不需要用朱砂、酸枣仁、远志等安神药物。

思虑过度会损伤脾胃，饮食失节或饮食不洁也会损伤脾胃，脾胃受损则可能会导致失眠。这跟夜间吃多了失眠的机制有些相似，都是因为足阳明胃经夜间经气上逆导致的。社会压力大，饮食不规律，很难一下子全部解决，那我们先从简单的做起，晚餐少吃点儿。

早上吃得像皇帝，
晚上吃得像乞丐

这句俗语是形容早餐吃得要丰盛，晚上吃得要简单而少。

有人说，早上起来不饿，吃不下，怎么办？那是因为您晚上吃得有点儿多，还没消化完呢，所以，首先晚上得少吃。另外，正常早上卯时（05：00—07：00）是手阳明大肠经主时，大肠的气血最足。早上起床后，清扫房间、排便、洗漱后，腑气下降，胃肠道开始快速运转，全身的气血也活跃起来。如果早上起来什么也不做就去吃饭，肯定会影响食欲。

早餐影响子孙后代

早餐的丰富程度可能会决定您子孙后代的前程。这话说得可能大家不敢相信。笔者曾经做过一个调查，调查一所重点高校一本录取的学生和一所普通高校三本录取的学生生活方式上的差异。有意思的是重点高校的学生都吃早餐，并且注意营养搭配；而普通高校的学生经常不吃早餐，更不要说注意营养搭配了。另外，重点高校的学生用于体育锻炼、娱乐活动、睡眠的时间较长，用于学习的时间较短，而普通高校的学生则相反。也就是说学习时间与学习效果不成正比，学习效率与学习成绩才成正比。遗传基因改变不了，那么就需要考虑一下生活方式对孩子学习效率的影响了。上面是大样本调查的结果，可能个案表现得更生动一些。一个朋友，聪明、干练，事业成功，祖上就十分荣耀。和她闲聊时谈到早餐的问题，她很是奇怪：早餐怎么能不是正餐呢？我家一直就是四菜一汤呀。虽然笔者曾经做过相关调查，但是仍被她的说法给震惊了——一直以为注意营养搭配就是有粥、有菜、有个蛋就可以了，没想到三口之家的早餐就如此正式。可能有人会说，现在物质条件上能满足，但谁能起得那么早去准备早餐呀？那是因为您睡得太晚了。父母的人生总是慢一拍，那孩子可能就会受影响。

前面说过，因为脾胃上午工作，所以如果早餐吃得好，全身就可以得到更好的营养。那晚上不单是吃得少，也不宜太丰盛。晚餐简单点儿，吃点儿容易消化的五谷杂粮饭就可以了，不要吃肥甘厚味。

在古代，汉族人不吃晚饭，连皇帝都不吃，不是为了省钱，而是有"晚饭不吃，饿治百病"的说法。那时候人没有过多的夜生活，没有什么消耗，所以习惯了不吃也很好。现代人因为各种原因，夜间还需要工作、学习、应酬，所以，还是需要吃晚餐的，只是不宜过多。

晚餐的注意事项

我们现在的晚餐究竟应该怎样吃呢？

1. 要早吃　晚餐要早吃，睡前2小时尽量不进餐，防止胃经经气上逆影响睡眠。另外，有现代研究表明，晚餐早吃可大大降低尿路结石的发病率。如果晚餐食物里含有大量的钙质，在新陈代谢的过程中，有一部分钙就会被小肠吸收利用，另一部分则通过肾小球滤过进入尿道排出体外。人的排钙高峰常在餐后 4~5 小时，若晚餐过晚，当排钙高峰期到来时，人体处于睡眠状态，钙质就容易沉积下来形成小晶体，久而久之，逐渐扩大形成结石，就会影响泌尿系统的功能。

2. 要吃素　晚餐应以富含碳水化合物的食物为主，不要吃难以消化或者刺激性强的食物，比如甜食、黏食、生冷或辛辣的食物，以清淡、温热、易于消化的食物为宜。现实生活中，很多家庭的晚餐非常丰富，这样其实对健康不利。大量的临床医学研究证实，晚餐经常进食荤食的人比经常进食素食的人血脂一般要高 3~4 倍。这是过食肥甘厚味导致脾胃运化无力的表现。

除了大鱼大肉，晚餐不宜吃的食物还有哪些？

红薯、玉米、豌豆等产气食物。这类食物在消化过程中会产生较多气体，等到睡觉前，滞留在消化道内的气体会产生腹胀感，妨碍正常睡眠。

辣椒、大蒜、洋葱等辛辣食物。辛辣食物会使人体气血上升，阳气难以入阴，影响睡眠。现代研究表明，吃辣后，在睡眠的第一周期，体温会上升，导致睡眠质量降低；还会使胃中有灼烧感和消化不良，进而影响睡眠。

酒。酒虽然可以让人很快入睡，但会让睡眠一直停留在浅睡期，很难进入深睡期。这也是为什么饮酒的人即使睡眠时间很长，醒来后也仍会有疲乏的感觉。

咖啡、浓茶、可乐等令大脑兴奋的食物。尤其一些对咖啡因特别敏感的人，可能兴奋持续的时间更久。此外，咖啡因还有利尿作用，晚餐喝咖啡，容易让人排尿增多，这也会干扰睡眠。

3. 夜宵忌常吃　常吃夜宵，对健康的危害很大，容易引发胃癌。如果经常在夜间进餐，胃肠道得不到休息，其黏膜的修复也就不可能顺利进行。同时，夜间睡眠时，食物长时间停滞在胃中，会促进胃液大量分泌，对胃黏膜造成刺激，久而久之，容易导致胃黏膜糜烂、溃疡，抵抗力减弱；如果食物中含有致癌物质，例如油炸、烧烤、腊制食品，更易对胃黏膜造成不良影响，进而导致胃癌。这种不良的饮食习惯，还是尽早改正吧。

当然，上夜班的工人、"开夜车"的学生和其他需要夜间工作的人，不仅晚餐要吃，也应适当加一点儿夜宵，原则是饿了就吃，清淡第一。

饭吃七分饱，
到老肠胃好

饭量适中，可以保护胃肠道。

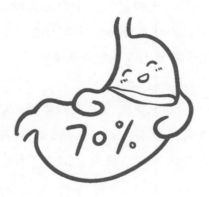

饱腹的危害

大家不要因贪图口腹之欲而忽略了饱腹给人体造成的伤害。饱腹有哪些危害呢？

1. 加重胃肠负担 吃得过饱，最直接的后果就是加重胃肠道的负担，使其消化吸收功能下降，导致消化不良。胃始终处于饱胀状态，胃黏膜就不容易得到修复的机会，胃大量分泌胃液，破坏胃黏膜屏障，产生胃部炎症，出现消化不良症状，长此以往，还可能发生胃糜烂、胃溃疡等疾病。

2. 引起肥胖　长期饱食会导致摄入的大量脂肪、蛋白质不能被有效地利用，这些脂肪和蛋白质会大量地贮存起来，从而造成营养过剩，引起肥胖、糖尿病、血脂异常等疾病。

3. 引起疲劳　吃得过饱，会引起大脑反应迟钝，加速大脑的衰老。人在吃饱后，大部分血液供应肠胃，容易让人长期处于疲劳状态，昏昏欲睡。

4. 损伤大脑　吃得过饱会使人体摄入热量过多，脂肪过剩，导致血脂增高，引起脑动脉粥样硬化，供给大脑的氧和营养物质减少，造成记忆力下降、大脑早衰和反应迟钝。

5. 加快衰老　有研究认为，人体摄入的能量越多，产生的对人体有害的活性氧（自由基）就越多，老化的速度也就越快。适当少吃点儿，可以减少活性氧的产生，使细胞免受其害，从而延缓衰老。

这就是《黄帝内经》中所说的"上古之人，其知道者……食饮有节……而尽终其天年，度百岁乃去"。饮食有节制，才能长寿。

过嘴瘾的吃饭方法

有的人可能道理明白，做起来却很吃力，主要是嘴没过瘾呀。这里也给大家介绍几个方法。

1. 饭前喝汤　可以增加饱腹感，让人不容易吃过量。这是南方人特别讲究吃，但胖人少的秘密之一。

2. 专心吃饭，细嚼慢咽　吃饭的时候集中注意力，尽量不聊天、不读书看报、不玩手机和电脑，这时全身协调一致。大脑需要一定的反应时间才能传递饱腹感的信号，不分神，细嚼慢咽，才能给大脑充分的时间反应，并通知你已经不饿了。

3. 先素后荤　在有肉有菜的情况下，可以先吃蔬菜，主食尽量选择粗粮，这些食物热量低且饱腹感很强，然后适量吃肉，平衡营养的同时，让饥饿感来得没那么快。

这样吃起来，既过了嘴瘾，又觉得饱了，还不过量。

喝水的智慧

"饮食有节"中还有"饮"，其中最主要的是"喝水"的问题。中医认为，喝水也应该有节，不口渴不喝水。

这与现在有的专家讲的"每天必须八杯水"，不渴也要喝相矛盾。

这是因为，那些专家只看到了喝水多的人较喝水少的人健康些，分析细胞代谢需要水分的参与。殊不知，那些不喝水的人，只有少部分是因为没时间或没条件喝，大部分是因为不渴。因为这些人是脾虚，水液运化无力，体内水湿过盛，身体自然会给他信号——别喝水，除不想喝水，还常表现出体胖乏力、食欲不振、腹胀便溏，舌淡胖，边有齿痕，苔白腻。脾的特点是喜燥恶湿，这些人如果还硬喝水的话，只能使脾越来越虚，体内水湿更盛，使代谢紊乱加重。严重者可能会伤肾，导致肾虚。因为，物无美恶，过则成灾。所以，喝水要适度。

怎样喝水才合适呢？

首先，渴即喝。这是人体的主动诉求，满足以后，人体才会有张有弛地更好工作。就像一个人在饿了的时候吃饭特别香。不饿的时候就给他吃，时间久了，就会对吃饭产生反感。

其次，一口一口地喝。这样可以很好地把握喝水的量，就跟细嚼慢咽一样的道理。大脑需要时间来反应水量够不够。如果一次大量喝水，往往会有一个现象，活动起来胃里咣当咣当地响，这就是水量过了的表现。如果这时候再吃饭，那就会出现吃不下去的表现。为什么？脾工作不动了。

再次，喝温水。因为脾喜暖，水凉会影响脾的运化，不利于水分的吸收。尤其是运动后大渴的情况下，更忌大量喝凉水。以前生活在农村的人都知道，家里的牲口干一天活儿，出一身的汗，回来后都要去饮牲口。如果不是喝晒在太阳底下的溪水，而是回家打的井水，那水面上要撒一层草料。这些草料浮在水面上，就是让牲口不能直接喝到水。我们都知道牲畜们的鼻子跟嘴是长一块儿的，每当它们伸嘴进去大口喝水时，那些草料就会呛在它的鼻孔，它就得打一个响鼻儿，把那个草喷出去，然后再去喝水，这种情况下它只能一口一口地喝。如果不撒草料，一下子把凉水灌下去，第二天牲口可能就病倒了。一热加这么一冷，牲口都受不了，更何况人呢。所以，特别奉劝年轻人，在酷热难当的时候，不要从冰箱里直接拿冰镇饮料一饮而尽，会伤人的。

好了，愿大家饮食有节。

三餐喝粥，
人百岁

喝粥真的有好处。

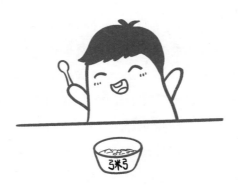

粥助药力

中国人对粥尤其青睐，很多防病治病的方剂都提到过粥。在《伊尹汤液经》和医圣张仲景的《伤寒杂病论》中，都有太阳病治疗时要药后"啜热粥"发汗以促进药力发挥的记载。张仲景还强调以"糜粥调养"，这对疾病预后和虚弱病人的保养有积极作用。药王孙思邈《备急千金要方》中也有不少关于药粥的记载，其《食治篇》中称，粳米能"养胃气，长肌肉"。

喝粥的名人

著名经济学家马寅初和夫人张桂君，夫妻双双都是百岁老人，俩人尤其喜欢喝粥。每天早晨，在燕麦片中加入开水，冲泡即成粥。天天如此，从不间断。上海百岁老人苏局仙先生，一日三餐喝大米粥，早、晚喝稀粥，中午喝稍稠的粥，每顿定量为一浅碗，已形成习惯。他说，喝粥浑身舒坦，对身体有益。

历代医家和养生家对粥都十分推崇。《随息居饮食》说："粥为世间第一滋补物。"粥易消化、吸收，能和胃、补脾、清肺、润下。清代养生家曹慈生说："老年，有竟日食粥，不计顿，饥即食，亦能体强健，享大寿。"他编制了粥谱一百余种，供老年人选用，深受欢迎。

粥油的好处

喝粥对胃肠道不好的病人非常适合，尤其是米油。米油就是粥熬好后，上面浮着的一层细腻、黏稠、形如膏油的物质，俗称粥油。它具有很强的滋补作用，可以与参汤媲美，具有补中益气、健脾和胃、补益肾精、养颜的功效。

现代医学认为，糖尿病病人不宜喝粥，因为粥会一过性快速升高血糖，对控制病情不利。而中医是根据糖尿病病人的具体表现来区别建议的。对于 2 型糖尿病早期表现出形体肥胖，口干、多饮的，要化痰湿为主，这时候不主张喝粥；对于 1 型糖尿病和 2 型糖尿病晚期形体消瘦，口干、多饮、多尿的，要养阴为重，这时候是可以喝粥的。

来吧，为了健康，喝碗热热乎乎的粥吧!

吃米带点糠，
老小都安康

这句俗语体现了粗粮对人体健康的重要性。

粗粮中富含膳食纤维，能够促进人体肠胃消化吸收，含有大量的维生素和蛋白质，比精米细面营养更丰富，避免了很多因饮食过于精细而引发的"富贵病"。

我们日常生活中吃的面粉，是经过多层加工后的、没有一点儿麸皮的精面，看上去雪白光洁；大米则是将包含有胚芽、皮层、糊粉层和稻谷的外壳都去掉后所得的精白米。虽然精粮口感细腻润滑，但是营养价值却远远不如完整的谷物。因为较多的营养物质如膳食纤维、维生素、矿物质等，大多存在于谷物的外壳、胚芽和皮层上，经过一次又一次地碾磨，谷皮、糊粉层和胚芽大部分被碾去，大量营养物质也因此严重流失。所以，通常来说，谷物加工越细、越精，营养物质的含量也就相对越少。

糠的益处

李时珍在《本草纲目》中提到，米糠能"通肠开胃，下气"，久食可使人体"充滑肤体，可以颐养"。相关试验也证明，米糠中的膳食纤维能够促进胃肠道排空，是良好的肠胃"清道夫"。同时膳食纤维被称为"第七大营养物质"，在促进消化吸收和增强肠胃蠕动方面发挥着重要作用。它能够增强胃肠动力，有效促进人体新陈代谢，增进食欲，改善胃肠道环境，促进毒素和废物及时排出，从而保证其他营养物质的充分吸收。所谓"五谷为养"的论述，其中的五谷就是带有糠的谷物。

现代生活中，物质丰富的前提下，食不厌精已经成为很多人的日常。这也是导致许多慢性病高发的一个原因。如高血压、血脂异常、皮肤粗糙、视力下降、心脑血管病等健康问题，这些多与饮食过于精细有关。

研究表明，糠皮中富含B族维生素，对人体的脑神经和胃肠道都有着良好的作用，一旦缺乏，就可能患脚气、口腔溃疡等疾病，或是常常感觉疲倦乏力、食欲不振、消化不良、神经过度紧张，严重影响正常的生活质量。另外，如果体内严重缺乏纤维素，可能导致长期便秘，进而还可能患痔等疾病。

不过，需要指出的是，糠皮只能是大米的补充，过量食用则会走向另外一个极端，造成另一种失调。因为糠皮中含有的大量膳食纤维具有很强的吸水性，如果一次食用过量，而饮水又不足，很容易对胃肠道造成强烈刺激，导致便秘和消化不良等肠胃不适，也就违背了养生保健的初衷。所以，吃糠"适度"为要。

粗粮细作

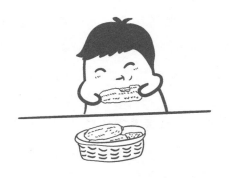

现在很多人吃粗粮时为了追求好的口感，采用粗粮细作，也是一个好办法。下面给大家介绍几种。

1. 高粱粑点心　做法是先将高粱米研磨成粉后放入盆中，然后加入适量泡打粉、鸡蛋、水和白糖，搅拌均匀调成黏糊状，再揉成面团，最后放入锅中按平，加适量水蒸熟，关火后出锅，再用油稍加煎炸后，撒上芝麻即可。但要注意，消化不良、脾胃虚寒等肠胃功能较差的人，不太适合高粱粑，多食甚至还会使病情加重。

2. 高粱羹 做玉米羹或银耳羹的时候，适量添加一点儿高粱，味道好，促消化，营养丰富的同时，还清甜爽口。

3. 薏米汤 薏米山药排骨汤可益胃温中。薏米性微寒，且不易消化，单独吃容易造成消化不良或便秘等不适，一般与有温补之效的食物搭配煲汤最为合适，也最能发挥其功效。胃寒或患有慢性胃炎的人及老人和儿童，吃薏米时一定要适量。

4. 荞麦面条 荞麦面条搭配肉末和黄瓜，凉拌搅匀，实乃美味也。荞麦色呈灰黑，其蛋白质含量比大米和面粉都要高，尤其适合正在生长发育的孩子们，老年人食用也有降血压、降血脂的功效。做荞麦面的时候有几点需要注意：①荞麦性寒，且较为生硬，所以在加工之前，最好将其浸泡得稍久一些，这样不伤肠胃，而且利于消化吸收；②肉末最好用温暖养胃的羊肉，这样可以抵消荞麦的寒凉属性，脾胃虚寒或是肠胃不好的人，尤其要注意这一点；③荞麦面条最好不要当作早、晚餐，容易伤胃肠，引起消化不良，每次食用的时候量不宜过大，坚持适量原则。

吃饭先喝汤，
胜过良药方

这句俗语强调了饭前喝汤的益处。

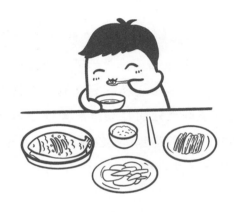

汤的润滑作用

汤是既富有营养又最易消化的一种食物。从口腔、咽喉、食管再到胃，这条通道，是食物的必经之路，在吃饭前，先喝几口汤，等于给这段消化道增加了"润滑剂"，使食物能顺利下咽，防止干硬食物刺激消化道黏膜。另外，还能快速唤醒脾胃功能，准备消化吸收。

吃饭过程中，不时地进点儿汤水是有益的，这有助于食物的稀释和搅拌，帮助肠胃对食物的消化和吸收。若饭前不喝汤，吃饭时也不进汤水，则饭后会因胃液的大量分泌使体液丧失过多而产生口渴，这时喝水又会冲淡胃液，影响食物的吸收和消化。

吃肉还是喝汤

现在有研究指出，汤内只含有少量的维生素、矿物质、脂肪及蛋白质分解后的氨基酸，最多只有原来食物的 10%~12%；而大量的蛋白质、脂肪、维生素和矿物质都在鱼肉、猪肉、鸡肉等这些食材中。很多人据此认为，营养大多还在食材中，不要强调喝汤，而要强调吃肉。这个研究忽视了一个问题：汤里充分溶解的那些水溶性小分子物质是最容易被人体吸收的。

气、味的作用

除了现在能检测到的有形的营养之外，食物都有气味，大家都会有一种感觉，炖完汤后，鱼、肉都没味儿了，味儿哪儿去了？在汤里。"味归形，形归气，气归精，精归化；精食气，形食味；化生精，气生形。"这里，"归"释为生成，"食"释为消耗。这里的味就是指饮食物（含药物）的味道；形，指生物的形体、组织；气，指生物体中有活动力的体现着功能状态的细微物质。也就是说，饮食物的味滋养、生成、充实着生物的形体组织，形体组织产生了具有活力和功能的气，气的作用生成了具有生殖功能的精，精蕴涵并产生了化的作用和过程。化的发生（出现新生命）又生成了具有生殖功能的精，精又产生了气，气又生成了形体组织。当然，接下去形体组织依赖于味的滋养，周而复始。大家说这汤中的气味儿有多重要。

再说了，气味也是由一些可挥发性成分形成的，那些成分只是目前的技术无法测出而已。

另外，汤进入人体吸收很快。《黄帝内经素问·经脉别论》曰："饮入于胃，游溢精气，上输于脾，脾气散精，上归于肺，通调水道，下输膀胱，水精四布，五经并行"，告诉大家，喝的汤水进入胃里，精气就开始通过脾、肺、膀胱的作用，运送到全身了。

所以，中药的一个主要剂型就是汤剂，用的就是其中气味十足，而且快速吸收、快速起效的特点。

每天要吃醋，
不用上药铺

适量食醋能养生健体，消除疾病。

食醋，在我国已经有两千多年的历史，在古代，它也被称作酢或苦酒，是常用的调味品，由于其味道醇厚，醋也被誉为"五味之首"，有"食总管"的美誉。食醋与酒一样，都是由五谷发酵酿造而成的，所以被称作是粮食的精华。喝醋养生古已有之，相传清朝的乾隆皇帝每晚睡前都要饮一小杯醋，来强身健体。现代营养学也认为，食醋是餐桌上要常备的保健食材。

食醋的好处

清代汪昂的《本草备要》对食醋有如下描述："酸温，散瘀解毒，下气消食，开胃气，散水气。"《黄帝内经》记载："酸入肝，辛入肺，苦入心，咸入肾，甘入脾。"又有五走："酸走筋，辛走气，苦走血，咸走骨，甘走肉。"由此可见，食醋可以健脾开胃，养肝强筋，并且可以散瘀解毒。

现代研究认为，食醋口感酸甜，可以促进消化液的分泌，起到增进食欲的作用。同时食醋中含有丰富的醋酸，它进入体内之后可以促进营养元素的吸收，提高食物的利用率。醋有解油腻、助消化、利吸收的作用。适当吃点儿醋，可以扩张血管，对于预防心血管疾病、糖尿病的发生有一定的作用。醋泡黑豆对降血脂有帮助。醋还具有很强的杀菌能力，能够改变细菌生长环境的酸碱度，杀死多种致病菌，因此，我国自古就有熏醋预防流行性感冒的做法。

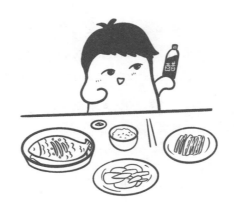

食醋注意事项

醋虽好，但食用有讲究。由于醋能改变人体局部酸碱度，因此不能与碱性药同服，如碳酸氢钠、氧化镁、氢氧化铝等。中医认为，酸能收敛，因而不能与风寒感冒颗粒、复方银翘片之类的解表发汗中药同服。此外，胃酸过多的胃溃疡病人、对醋过敏者、低血压者、骨折病人，也应避免食醋。

另外，《黄帝内经灵枢·五味论》曰："黄帝问于少俞曰：五味入于口也，各有所走，各有所病，酸走筋，多食之，令人癃。"说明食醋过多，会让人膀胱功能减弱，导致小便不利等疾病。

因此，适量食醋吧。

核桃山中宝，
补肾又健脑

很多人都知道常吃核桃健脑，但往往只知其然，而不知其所以然。世界四大坚果中以核桃为最。西方称其为"大力士食品""益智果"，在我国它也被当作是健脑佳品，甚至有"长寿果"的美称。

核桃的性味

核桃味甘、性温，无毒，微苦，微涩，入肾、肺、大肠经，具有补肾、固精强腰、温肺定喘、润肠通便作用。明代李时珍撰写的《本草纲目》提到，核桃仁具有补气养血、润燥化痰、益命门、利三焦、温肺润肠之功，可治虚寒喘咳、腰脚重痛、心腹疝痛、血痢肠风等。一般人均可以食用，尤其适合少年白发、习惯性便秘者。

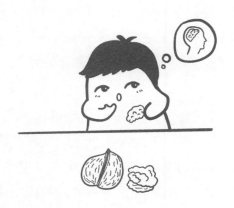

以形补形

核桃长得很像一个微型的"大脑"，其中的折折叠叠像极了大脑皮层上的条条沟壑。不仅核桃肉，就连内部起分割作用的木质隔膜也是一味好药材，叫作分心木，它就相当于分隔左、右脑的中间屏障，且有连接的作用，分心木可用于治疗神经系统疾病，比如失眠。

现代研究表明，核桃中精氨酸含量特别高，它可以作为合成内源性一氧化氮的原料，而内源性一氧化氮对脑、心等重要脏器都起着一定的调控作用，所以说"吃核桃能健脑"是有理论依据的。

除了健脑的功能外，现代研究还表明它能帮助人们改善睡眠。这是为什么呢？核桃含有诸多不饱和脂肪酸、多种优质蛋白质及微量元素，这些营养元素都是防治神经衰弱、健忘、失眠多梦的良药。最新研究表明，核桃中还含有褪黑激素，能调节人体的睡眠节律，可以有效帮助食用者入眠。除此之外，它还有镇咳平喘的作用，用于慢性支气管炎和哮喘病人秋、冬季食疗，效果甚好！

另外，核桃还含有丰富的 B 族维生素和维生素 E，亚麻油酸，钙、磷、铁，以及 ω-3 脂肪酸。核桃中的核桃油能帮助我们的身体应对外界压力，当感到疲劳时，嚼些核桃仁，可以缓解疲劳和压力。英国牛津大学一项新研究发现，儿童常吃鱼和坚果可提高阅读测试和记忆测试成绩。儿童血液中 ω-3 脂肪酸（特别是 DHA）水平越高，儿童阅读能力和记忆力就越好，发生行为问题的概率也更低。ω-3 脂肪酸的主要食物来源包括：第一，沙丁鱼、鲭鱼、三文鱼和金枪鱼等深海多脂鱼；第二，亚麻籽以及核桃等多种坚果。深海鱼少且贵，核桃更容易被平民接受，可以建议儿童多吃核桃。

提醒一下，吃核桃过多容易上火，所以每天早、晚各吃一两个足矣。

鱼过千滚，
吃肚自稳

吃鱼要多煮一会儿，才不会生病。

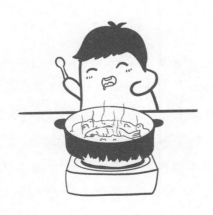

鱼性多寒凉

鱼生活在水中，大多性质寒凉，因此，在烹饪鱼时要加葱、姜、料酒，为祛其腥，更为除其寒。寒凉性质的食材，容易败胃，导致脾胃运化无力，影响营养的吸收。通过长时间的炖煮，可以帮助其营养物质分解，以利于人体吸收。

生鱼片的解读

很多人可能会说，生鱼片怎么解释？一句话，要慎重。生鱼片制作简单，食用可口，营养丰富，怎么又不好了呢？这要从两个方面来权衡利弊。从营养学角度说，生鱼片没有经过传统的炒、炸、蒸等烹饪方法，营养物质完全没有流失，是一道极富营养的菜肴；但从卫生角度考虑，如果生鱼片没有经过很好的处理，就会成为传染病的根源。

寄生虫也是需要考虑的。一位消化内科医师曾经给我看过一张照片，照片是电子胶囊内镜在病人消化道内部拍摄的，照片上有一只有头有脚，却叫不上名的虫子。病人主诉常常肚子疼，又找不出原因，求诊于多家医院，最后通过电子胶囊内镜检查发现了元凶，就是埋伏在肠道内的这只虫子。再仔细追究虫子是从哪儿来的，得知这位病人特别爱吃生鱼片之类的鲜活海鲜，答案显而易见了。其实不仅吃未熟透的淡水鱼、虾可引起寄生虫病，如果用切了生鱼的刀、砧板直接来切卤肉和凉拌菜，也有可能感染寄生虫（如肝吸虫）。所以，接触过生鱼、虾的手以及餐具都要及时清洗或者烫洗，以免虫卵污染食物。

我国自古就有"病从口入"的说法，现代科学将这类疾病称为"食源性疾病"。广东、广西、湖南、浙江、苏北、皖北、东北等地有吃生的、腌制的或半生的鱼、虾、蟹的习惯，比如醉虾、醉蟹、生鱼等。其实在注重口味和饮食习惯的同时，还应该强调一下健康问题。

另外，要注意，吃生鱼片时有一个关键的调味品，辣根。

辣根的性味

辣根，味辛，性温，归胃、胆、膀胱经，可以消食和中，利胆利尿，可用于治疗消化不良、小便不利、胆囊炎、关节炎等。吃生鱼片时必须用辣根来消除生鱼片的寒性，帮助消化。不用辣根而只吃生鱼片是不行的。即使蘸辣根吃了，还是会有人出现腹泻的问题，这就是寒性没有被中和的原因。

因此，吃鱼，好好炖炖，更健康。

冬吃萝卜夏吃姜，
不用医生开药方

萝卜和姜都是餐桌上的常客，为什么把它们放在不同的季节里呢？除了上市的季节外，还与它们的不同性味特点有关。

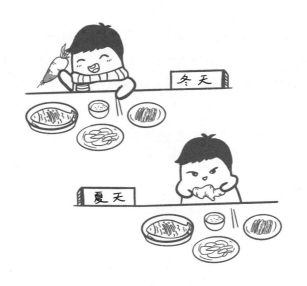

冬天与萝卜

先看冬天的特点。"冬三月，此谓闭藏……"冬天是阳气内敛的季节。大家都知道"猫冬"的说法，猫冬的特点就是吃得挺好，活动很少。这种情况下最容易出现的问题就是脾虚导致痰湿不化。脾为生痰之源，肺为储痰之器，因此，冬天多见咳嗽、气喘、有痰、积食、关节活动不利。

再看看萝卜，它味辛、甘，性凉，有清热化痰、消食下气的作用。其味辛，可行可散；性凉，可下气，使阳气不外泄。在《食疗本草》中有"消食下气，甚利关节，除五脏中风，练五脏中恶气"的记载。看看，是不是冬季的大多数健康问题都可以用萝卜来解决？

因萝卜可下气，与冬天人体气血内敛的状态相适应，霜降后上市，又耐储存，是冬季常见蔬菜，取用非常方便。除此之外，萝卜生食甘脆多汁，能润喉清嗓，清热生津，与梨子的效果差不多，"萝卜赛梨"说的就是这个意思。凡此种种，成就了萝卜在冬天的霸主地位。家里的老人们经常会在冬天饭后切几片萝卜，消消食，顺顺气，这就是在生活中体现的中医智慧。

夏天与姜

再看夏天。"夏三月，此为蕃秀……使气得泄，若所爱在外……"最躁动的是夏天。生姜味辛，性微温，有发汗解表、温中止呕、温肺止咳的作用，还能解鱼蟹毒、解药毒。既适合人体发汗，助气得泄，又可防治夏季常见的呕吐、腹泻等胃肠道疾病。

另外，夏季阳气升发，适合养阳，是治疗"冬病"的好时机，对于体质虚寒的人来说，这个时候适当吃些生姜等温性食物，更有助于温阳散寒，改善体质，减少"冬病""寒病"的复发。但要注意，生姜不是万能的，阴虚内热者（表现为形体消瘦，好动少睡，易急躁）食用生姜容易上火，耗伤津液，使阴虚的症状加重。所以，"夏吃姜"也不是一概而论的，要根据每个人的具体情况来选择。下面给大家介绍几种常见的可以食用生姜治疗的疾病。

1. 空调病　夏季避暑开空调，导致汗不得泄，体内湿毒蓄积，引起关节疼痛、湿疹、荨麻疹、消化不良等，都可以通过喝姜汤来缓解。

2. 腹痛、吐泻　夏季腹泻发病率高，有些是因为过量食用西瓜、冷饮等寒凉食物引起的；有些是因为食用了腐败、变质、不干净的食物引起的；有些是因为晚上睡觉着凉引起的。这些都可以使用生姜来治疗，生姜既能温胃散寒，治疗受寒引起的腹痛、吐泻，又能抑制某些细菌的滋生，具有抗生素样作用。

3. 风寒感冒　因纳凉消暑不当引起的风寒感冒，早期用红糖姜汤发汗解表，或者用姜汤加盐、醋泡脚，都可以收到很好的疗效。

总之，属于着凉、受寒引起的疾病，一般都可以使用生姜来防治。要注意的是，由于生姜有一定的刺激作用，消化性溃疡、反流性食管炎、咽喉炎等病人要尽量少吃。

隔姜灸

有的人特别不喜欢姜的味道，喝不进去怎么办？

用生姜来做隔姜灸，效果也很好。传统隔姜灸是把生姜切成一元硬币厚度，一次切四五片儿备用，姜片儿上都扎上密集的小孔，利于艾热下透。先隔一片儿姜，艾炷放其上，点燃，烫即加垫一片儿姜；再烫时，在两片儿姜间加一片儿；再烫，在底姜上加一片儿。如此继续反复，通常四五片儿姜即可灸完一炷。如果需要做多炷，那就多备几片儿姜，防止姜片儿烧干后隔热效果太差，造成烫伤。

现在有许多改进的针灸治疗技术，如新式隔姜灸、温热量大的督灸，都可以极大地改善患者的虚寒体质，尤其是在夏季的三伏天进行艾灸治疗，更会起到事半功倍的效果，这也是"冬病夏治"的原因。

上床萝卜下床姜

还有句话是"上床萝卜下床姜"，这里也是取生姜兴奋、萝卜下气的作用。早晨起来，自然界阳气开始生发，人体也开始逐渐兴奋起来，吃生姜有助于兴奋精神，开胃进食。晚上人体需要休息，吃萝卜可以清热消食，下气，有助于和胃安神。

鱼生火，肉生痰，
萝卜白菜保平安

鱼肉之类的食物会生痰火，萝卜、白菜之类的能保护健康。

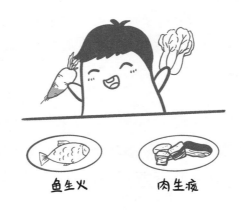

鱼生火　　　肉生痰

这里的"鱼生火""肉生痰"是修辞中的互文手法，也就是鱼、肉生痰、火的意思，说的是荤腥类食物的特点。萝卜、白菜指的是蔬菜一类。

荤腥生痰火

荤腥类就是我们之前讲的"五畜"一类。这些虽然对身体有益，但过多摄入后，会因为"肥甘厚味"过多，导致脾胃虚弱，而生痰湿，痰湿日久还会化火，临床表现为多种疾病，如肥胖、眩晕、中风、咳嗽、哮喘、湿疹、腹泻等，还可能出现各种肿瘤。

蔬菜清垃圾

萝卜在我国民间素有"小人参"的美称；大白菜，含丰富的维生素、膳食纤维和抗氧化物质，能促进肠道蠕动，帮助消化。清代《本草纲目拾遗》记载："白菜汁，甘温无毒，利肠胃，除胸烦，解酒渴，利大小便，和中止嗽。"并说："冬汁尤佳。"所以，也有"百菜不如白菜"之说。

以萝卜、白菜为代表的蔬菜作为人们饮食的填充物，是必不可少的，它们可以促进胃肠蠕动，把人体内垃圾携带出去。大家可能有过这样的体会，就是蔬菜吃多了引起的腹胀，很快就可以缓解，大多不影响下一餐进食，但鱼、肉类若吃多了，那可能几餐都不想吃了。

饥不暴食，
渴不暴饮

人们在饥饿时，不能吃太多的食物；在口渴的时候，不能一下子喝太多的水。关键是切忌一个"暴"字。

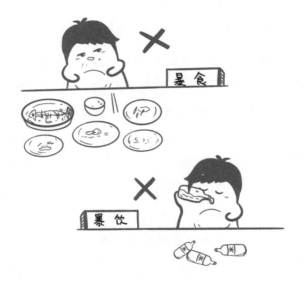

"暴"易过

人在饥饿的状态下，脾胃相对来说是比较虚弱的，消化功能也会随之减弱。如果这个时候，一下子进食过多的食物或者水，滞留在肠胃内，会造成肠胃饱胀，给肠胃造成负担。

同样，在口渴的状态下，最好不要喝大量的水。在这种情况下，心脏及肾脏的功能会减弱，此时大量饮水，会使水分迅速进入血液，增加心脏和肾脏的负担，导致气血失去平衡。

过则害

明代《寿世保元》中记载："食过量则结积，饮过多则成疾癖。故大渴不大饮，大饥不大食，恐气血失常，卒然不救也。"意在告诫人们要饮食有节，不要暴饮暴食。

生活中，常常有暴饮暴食生活习惯的人，对其中危害多不自知。暴饮暴食后会出现头晕脑涨、精神恍惚、肠胃不适、胸闷气急、腹泻或便秘，严重者会引起急性胃肠炎，甚至胃出血；大鱼大肉、大量饮酒会使肝胆超负荷运转，肝细胞代谢速度加快，胆汁分泌增加，造成肝功能损害，诱发胆囊炎，使肝炎病人病情加重；也会使胰腺大量分泌，十二指肠内压力增高，诱发急性胰腺炎，重症者可致人非命。

眼下无论是上班族还是学生，经常会因为时间少的缘故不能按时吃饭，或是老想着先把手头工作做完，等到饥肠辘辘的时候再大吃一顿。这样会使吃饭的速度加快，食物不能充分咀嚼就被吞咽下去，如此便会加重肠胃负担。长此以往，会诱发慢性胃炎、胃溃疡等疾病，严重者，还会导致慢性痢疾、贫血。这就是"失之饥而伤于饱"。主张大家细嚼慢咽、小口频饮的原因也在于此。

希望大家都能建立一个良好的饮食习惯。

汤泡饭，
嚼不烂

有些人吃饭时习惯汤泡饭，这样会导致食物还没有经过仔细咀嚼就被吞咽下去，对胃的消化吸收是不利的，还会影响脾的功能。

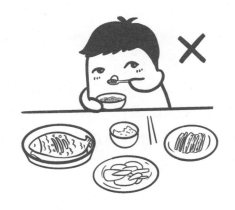

汤泡饭伤胃

有的人可能会有疑问，汤泡饭为什么不好消化呢？汤泡饭是汤和饭混在一起的，由于包含水分较多，饭会比较松软，加上有汤，人还没仔细咀嚼的情况下，就急于把汤咽下去，食物就跟汤一起快速吞咽下去了，自然是嚼不烂的，会给肠胃带来负担。

胃功能强的人还好，对于胃功能本来就比较弱的人，汤泡饭就会是一个很大的负担。对于老年人而言，身体的各项功能远远不如年轻人，消化吸收功能也同样会随着年龄增长而减弱，长期吃汤泡饭会比年轻人更容易患胃肠道疾病。

汤泡饭和粥的区别

汤泡饭和粥有什么区别呢？两者是有本质区别的。粥经过熬制，米粒完全崩解，和水充分亲和并融为一体，所以不需要多咀嚼就能很好地消化。而泡饭中的米粒没有完全崩解，泡进汤中也不会达到粥中米粒的状态，还需要充分咀嚼，才能在胃中变成食糜。

汤泡饭对孩子的不良影响

在喂养孩子时，常常出现这种情况：家长觉得菜汤里有营养、米饭泡软点儿容易咽，就在饭中加一些汤，免得孩子因为太干吃不下去。这种做法是很不科学的。汤泡饭对于孩子来说，除了加重胃的负担之外，还有以下不良影响。

1. 影响口腔健康　汤泡饭虽然便于吞咽，但同时会因食物粉碎不充分而减少唾液的分泌。唾液分泌过程可清除和冲洗附着于牙齿及口腔的食物残渣。唾液中还有溶菌酶，有一定的杀菌、抑菌作用，这些对于预防龋齿和牙周疾病有重要作用。另外，咀嚼运动可以促进牙、颌、面的正常发育，促进局部血液循环及淋巴回流，增强代谢；若咀嚼不充分，则这些功能也就减弱了，严重时会影响面部肌肉的对称和美观。

2. 影响消化，食欲减退　吞食汤泡饭减少了咀嚼动作，也会相应地减少咀嚼的反射作用，引起胃、胰、肝、胆囊等分泌消化液的量减少。《千金方》提到"食当熟嚼"，其目的也在于此。没有经过细致磨碎的食物大颗粒直接进入消化道，需要消化器官分泌更多的消化液并获得更多的能量来进行消化。长期下去，食欲就会逐渐减退。

总之，为了孩子的健康，千万不要让孩子养成吃汤泡饭的习惯，宁愿让孩子细嚼慢咽多花点儿时间，也不要催促；吃不下时也不要勉强，等饿了再吃也是可以的。

臭鱼烂虾，
送命冤家

鱼、虾本是好食材，变质了可就对人体健康有害了。

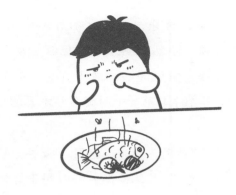

除了知道鱼、虾好吃之外，大家可能也知道它们是发物。可是大多数人不知道何谓发物。

何谓发物

发物，指的是食物的性味会导致某些疾病发生、发展。这个性就是寒、热、温、凉，味儿关键是厚薄，也就是味儿明显不明显。味儿明显的，根据其性质的寒热不同，对不同体质的人产生影响，可能诱发旧疾，或加重已发疾病。这些就是民间所说的"发物"。

大家可以体会，发物往往是富有营养或有刺激性、特殊气味的食物。适量食用发物的话，大多数人不会发生不良反应或感觉不适，只是某些特殊体质者以及与其相关的某些疾病会被诱发或使病情加重。

一般按其催发的疾病性质不同来分，大致分为六类。

一是虾、蟹、椿芽、茄子、木耳、猪头肉、鸡蛋、蘑菇之类的食物，虽然寒热不同，但都会动气生风，患有荨麻疹、湿疹、中风等疾病者不宜吃。这类食物细分还有不同，如《食疗本草》中对椿芽和木耳的描述如下。

椿芽性温，"动风，熏十二经脉、五脏六腑。多食令人神不清，血气微。"因其性温，所以对于荨麻疹、湿疹之类的寒湿性疾病，它会鼓动寒湿外出，使病外显；而对于中风属肝阳上亢者，会助肝阳，促发或加重病情。木耳性寒，"无毒，利五脏……不可多食。惟益服丹石人。"因其性寒，所以，对于荨麻疹、湿疹之类的寒湿性疾病，它会加重寒湿，使病情加重；而对于中风属于痰湿凝滞者，会因加重痰湿，促发或加重病情。说它"惟益服丹石人"，是因为服丹石者体内有热。余不赘述。

二是薤白、姜、花椒、羊肉、狗肉、鸡肉、烟、酒、葱、蒜、韭菜之类热性食物，能助热动火、伤津劫液。因火气过旺导致发热口渴、目赤肿痛、口舌生疮、眩晕耳鸣、小便黄赤短少、大便秘结的人不宜食用。

三是饴糖、糯米、醪糟、米酒、大枣、肥肉、面食等，大多具有黏滞、肥甘滋腻之性，能够助湿。所以，患有湿热病、黄疸、痢疾等疾病者忌食。

四是梨、柿、冬瓜、四季豆、菠菜、莴笋及各种生冷之品，多具寒凉润利之性，能伤阳生寒，影响脏腑运化。脾胃虚寒的人要慎食，过食会造成胃虚冷痛、肠鸣腹泻。

五是白酒、辣椒、胡椒等食材，性热，有活血散血的功效，能动血伤络，迫血外溢。月经过多、皮下出血、尿血等热盛者忌食。

六是土豆、莲米、芡实、芋头、薯类及各类豆制品，多滞涩阻气，或坚硬难化，进食后易生腹胀。积食、诸痛者不宜食用。

当然，发物催发疾病并不是单一的，而是有一定的相兼性。有的食物，如酒，既会动血，使月经过多；又会助火，导致头晕目眩、口舌生疮等。有的食物，如蘑菇、香菇等，过食既易致动风，触发肝阳头痛、肝风眩晕等宿疾；又易助湿，诱发或加重皮肤疮疡肿毒。

鱼、虾易助湿，会催发疮疡肿毒等皮肤疾病。新鲜的鱼、虾都不宜多吃，臭鱼烂虾出的问题就更多了。

臭鱼烂虾的危害

海鲜通常比肉类更容易变质，一旦腐败就会产生挥发性胺类物质，散发出异味，吃后很容易引发食物中毒。

即使将臭鱼烂虾加热，有些腐败产物也不能去除，而且有的微生物可产生耐热的毒素，即便是加热后也不能避免中毒。尤其要注意的是，河蟹死后很快就不能吃了，因为河蟹体内含有大量微生物，一旦死亡，会迅速繁殖，扩散到蟹肉中并分解蛋白质，产生组胺等有毒产物，食用可引起食物中毒。

可能有的人会问，我吃的多数都是冰鲜的螃蟹，都是死的呀？冰鲜螃蟹大多是海蟹，体内微生物相对较少，在冰鲜状态下，微生物繁殖缓慢，短时间内食用问题不大。但冰鲜状态并不能完全阻止微生物繁殖，时间久了同样会产生有毒物质，如果不能判断商家卖的冰鲜螃蟹死了多长时间，建议还是要谨慎购买。

臭鱼烂虾因为有害细菌的大量繁殖，产生大量的有毒物质，散发出腐烂的味道，大家所熟知的有毒气体——硫化氢，就在其中。而心主五臭，入肾为腐，腐直接伤肾，肾又是先天之本，主要生理功能是藏精，主生殖与生长发育，主水，主纳气，生髓，主骨，开窍于耳，其华在发，与人的寿命直接相关。腐味直接带着有毒物质入肾，杀伤力之大，可想而知，真的是伤不起啊。

宁吃鲜桃一口，
不要烂杏一篓

这句话是说吃水果时要注意新鲜、种类、量的问题。其内在含义不是主张吃桃不吃杏。

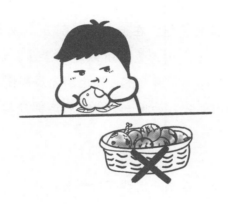

水果新鲜与否对健康的影响

先谈谈水果新鲜程度对健康的影响问题。

新鲜的水果因其味美可口，富含果胶和人体所必需的多种维生素、矿物质而被人们所喜爱。但水果一旦受伤，微生物等就会由伤口处乘虚而入。"入侵之敌"大多为霉菌，霉菌侵入后，可使果皮软化，形成病斑、表皮下陷、果肉软化、发酵，有的霉菌还利用水果的营养产生新的毒素，对人有致癌、致畸等毒害作用，有的还会引起脑及中枢神经系统损害。如青霉、曲霉产生展青霉素，这种毒素会引起动物胃肠道功能紊乱和各种不同器官水肿、出血。黑曲霉可产生黄曲霉毒素，而后者早被世界卫生组织（WHO）癌症研究机构划定为一类致癌物，是一种毒性极强的剧毒物质，它对人及动物的肝脏组织有破坏作用，严重者可能导致肝癌，甚至死亡。

如果水果有腐烂，在距离腐烂部分1厘米的正常水果果肉里，仍可检出毒素，所以水果烂了，仅削掉腐烂部分，远远不够，要用刀挖去腐烂部分及周围至少超过1厘米的好果肉部分。如果一个水果腐烂部分超过1/3，就不要吃了。

建议大家，水果一定要吃新鲜的。

再看一下水果的种类问题。在这里就说说桃和杏。

桃的性味

先说一下桃，它是《黄帝内经》五果之一，入肺，肺病宜食；味甘、酸，性温；归肺、肝、大肠经。有"生津，润肠，活血，消积"的作用，可用于治疗津少口渴、肠燥便秘、闭经、积聚。

但是，《本草纲目》对桃的描述让人有些担心，"生桃多食，令人膨胀及生痈疖，有损无益。五果列桃为下以此。"《食疗本草》指出："诜曰：能发丹石毒，生者尤损人。"这是因为明朝有个特殊的流行嗜好，即服用丹药。从明朝嘉靖皇帝到学士名流，大家都想养生，不乏想长生不老者，这里说的"丹石"就是指丹砂炼制的丹药。

炼丹常用各种矿物。不同丹药所用矿物种类与剂量各不相同。

丹砂，又称朱砂，味甘，性微寒；归心经，有毒。具有清心镇惊、安神解毒的功效，主治心神不宁、心悸、失眠、惊风、癫痫、疮疡肿毒、咽喉肿痛、口舌生疮。

既然服用丹药的目的是长生不老，那炼成的丹药必定是性温热能大补阳气的。丹砂性微寒，必然要配伍大剂量温热性质的矿物，以定丹药的补阳之性。这个从古代炼丹常用矿物硫黄、雄黄的性味中可见一二。

硫黄，味酸，性温，有毒；归肾、大肠经。外用可解毒杀虫疗疮，内服能补火助阳通便。外治用于疥癣、秃疮、阴疽恶疮，内服用于阳痿足冷、虚喘冷哮、虚寒便秘。

雄黄，味辛，性温，有毒；归肝、大肠经。具有解毒杀虫、燥湿祛痰、截疟、定惊之功效，主要用于治疗

痈肿疔疮、喉风喉痹、走马牙疳、疥癣、白秃疮、缠腰
火丹、虫积腹痛、癫痫、破伤风、疟疾、哮喘、虫蛇咬
伤等。

　　试想，这大补阳气的丹药在身体里，再用点儿温
性的桃子，那肯定是要助其温热之性的，所以就会出现
"发丹石毒"的情况。我们现在是冷饮过度、夏有空调的
时代，体内往往寒气较重，吃桃既能生津止渴，又有温
养作用，是一个不错的选择。

多食桃的害处

　　"吃鲜桃一口"，强调除了新鲜，还有量少。《滇南本
草》有"多食动脾助热，令人膨胀，发疮疖……食桃浴
水令人泻"的记载，而《日用本草》则说明了桃不可与
哪些食物同食："桃与鳖同食，患心痛，服术人忌食之。"
也是因其"动脾助热，令人膨胀"，所以有"桃饱人"的
说法。可见桃不宜多食。

　　另外，桃有不同形状、不同颜色，在不同季节成熟。
不同的桃，其性味有一定的差异，比如不同季节成熟的
桃，因其生长成熟的时间不同，所吸收的天地自然之气
也不同，性味自是不同。从"冬桃，食之解劳热"可以
看出，冬桃已经不是温性的了。我们上面说的桃的性味
是以夏季成熟的水蜜桃为主。

杏的性味

再说一下杏。杏味酸、甘，性温，归肺、心经。具有润肺定喘、生津止渴的功效。主治肺燥咳嗽，津伤口渴。杏也是五果之一，入心。因为它性温，又入心，所以多食会动心神，不宜多食。

吃杏注意事项

很多文献强调杏不能多吃。《本草纲目》记载："多食动宿疾，令人目盲，须眉落"。《食经》中记载："不可多食，生痈疖，伤筋骨"。《本草衍义》则说："小儿尤不可食，多致疮痈及上膈热"。《宝庆本草折衷》说的更是直指入心伤神的问题："多食伤神，令人目盲。"《滇南本草》记载："有损无益。多食昏神、冷膈、热生痰、动脾、发疮疖、落须发、伤筋骨。素有目疾忌食，小儿及产妇尤忌之。"

现代研究表明，杏中氰苷类化合物含量较高，如果一次大量食用后，可被人体消化道中的糖苷酶水解，生成氰类化合物，从而对人体造成伤害。一般一天3~5枚为宜。所以，也就有了"杏伤人"的说法。

少喝米酒壮筋骨，
贪杯卯牢活见鬼

这是傣族的俗语，说的是饮酒要节制。

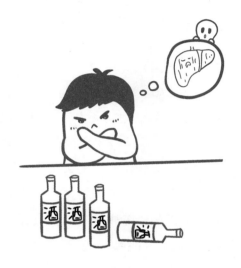

米酒的性味特点

米酒是糯米制成的，又称作醪糟、江米酒、糯米酒、甜酒、酒酿。米酒是具有代表性的中国传统食品之一。

糯米能补虚、补血、补脾肺，酿成米酒后，增添了酒性，善于窜透，能入肝、肺、肾经。米酒入肺经，能补肺之虚寒。肺主皮毛，故米酒又能养颜，常喝的人皮肤好。米酒入肝经，能活血，散结消肿，调经通乳。米酒入肾经，能补肾虚，治疗虚劳泄泻、腰痛。米酒甘甜芳醇，能刺激消化腺分泌，增进食欲，有助消化。我国许多地方都有给坐月子的产妇、大病初愈者食用米酒的风俗。米酒还有提神解乏、解渴消暑、促进血液循环、润肤的功效。民间有传统俗语称："人参补气，米酒养人。"

不过即使米酒再好，不会喝、喝太多也都会出问题。《黄帝内经素问·痹论》曰："饮食自倍，肠胃乃伤。"除了不多喝之外，饮用米酒时，我们还需要注意什么呢？

不同体质人群饮用注意事项

首先特别强调一点，米酒性温热。阳虚的人最宜，什么时候都可以饮用。

阳虚的人是什么样的呢？

阳虚为阳气亏损，失去温煦推动作用，导致脏腑功能衰退。临床表现出畏寒肢冷、神疲乏力、气短，口淡不渴，或喜热饮，尿清便溏，或尿少浮肿，面白，舌淡胖、脉沉迟无力等症状。

相反的，阴虚的人最好不喝。如果喝了，尽量再进食一些养阴清热的食物以平衡米酒的温热之性，比如百合、枸杞子、菊花、黑芝麻、绿豆、苦瓜、苦菊、莲藕、银耳、丝瓜、梨、河蚌、牡蛎、甲鱼、鸭肉、蜂蜜、荸荠、西瓜、香瓜、葡萄、桑葚等。

什么样的人算是阴虚呢？

阴虚是机体精、气、血、津液亏耗，阴不制阳，致使阳气相对亢盛的情况。临床表现出五心烦热，骨蒸潮热，面红颧赤，头晕耳鸣，口唇、鼻咽、皮肤干燥，盗汗，遗精，便秘，舌红少苔少津或红绛光剥，脉细数无力等症状。

正常人最好在冬日饮用米酒，可以温经散寒。至于夏天，不能因为米酒性温热，而用冰镇去缓其温热之性，因为那样需要身体内部先将其暖化，再吸收利用，有损内脏阳气，并不能改其温热之性。如果夏天喝了米酒，适当吃些养阴清热的食物就可以了，比如来盘凉拌苦菊。

春不捡鸡，
冬不捡兔

为什么"不捡"呢？捡来是不是就吃了？

春季特点与鸡肉的性味

捡来的当然是死鸡了。先说死鸡的问题。春季，阴阳之气开始转变，万物随阳气上升而萌芽生长；同时，乍暖还寒，气候多变，气象学研究表明，在四季之中，春季的气温、气压、气流、气湿等气象要素是最为变化无常的季节，因此春季是鸡瘟的多发季节。鸡群一旦发生鸡瘟，蔓延的速度十分迅速，有可能会使鸡群全军覆没；老话也常说："家有万贯，带毛的不算"，这些鸡一旦得病就会大批量死亡，农户会无奈地把这些死鸡扔了。所以，春季看到扔掉的鸡，千万不要去捡，因为它往往是因病而死，身体里有大量的病菌，吃了之后会对人造成生命威胁。

鸡肉，味甘，性温，归脾、胃经；具有温中、益气、补精、填髓的功效。主治虚劳羸瘦，病后体虚，食少纳呆，反胃，腹泻下痢，消渴，水肿，小便频数，崩漏，带下，产后乳少。

虽然鸡肉有这么多的好处，但是我们要注意，春季是阳气升发的季节，体内阳气也在动，"春三月，此谓发陈"，这个发陈，除了万物生长的意思，还代表着很多陈旧性疾病会复发，而鸡肉又是发物，吃了以后，更容易加重病情。所以，非阳虚体质的人春天不宜吃鸡。

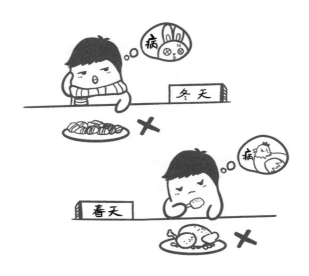

冬季特点与兔肉的性味

冬天，因天气寒冷，要避寒就温。而兔子是寒带动物进化而来的，它比较耐寒怕热，适宜生活的温度在 15~20℃。冬天兔子是如何过冬的？如果是野兔，会在冬天到来前吃大量的草，给过冬囤积脂肪，然后在洞穴里放上柴草，冬天就待在洞穴内过冬了。家养的兔子，因为有专门的棚舍，所以根本就不用怕冷。冬天兔子如果死了，一般不会是被冻死的，只有自身不够健康，或者携带一些病毒的兔子才可能会被冻死在野外。这样的兔子，身体里面往往会含有一些致病菌，如果不加检查就盲目食用，只会对身体造成伤害。

兔肉，味甘，性寒，入肝、大肠经，具有健脾补中、凉血解毒的功效。主治胃热消渴，反胃吐食，肠热便秘，肠风便血，湿热痹，丹毒。

兔肉性寒的特点，就告诉大家，除非您是阴虚火旺或者火热太过的体质，否则冬天尽量不吃兔肉。

其他食物也是如此。比如说"冬忌生鱼，夏忌狗肉"，也是因为鱼多寒，冬食易伤阳气；狗肉性热，夏天吃了会助火伤阴。

十月一，冬至到，家家户户吃水饺

十月初一和冬至都吃水饺。为什么呢？与天寒而水饺可以御寒有关。

十月一，入冬、寒衣节

十月一，是农历的十月初一。农历并不是纯阴历，而是一种阴阳合历，取月相的变化周期，即朔望月为月的长度，加入干支历"二十四节气"，参考太阳回归年为一年的长度，通过设置闰月以使平均历年与回归年相适应。农历的历年长度是以回归年为准的，但一个回归年比 12 个朔望月的日数多，而比 13 个朔望月短，天文学家在编制农历时，为使一个月中任何一天都含有月相的意义，即初一是无月的夜晚，十五左右都是圆月，就以朔望月为主，同时兼顾季节时令。因此，农历的十月初一是入冬第一天，意味着阳气入里，阴气主事。并且，这一天又被称为寒衣节，又叫十月朝，是北方人传统的祭祀节日，因天已转寒，要给过世的人送御寒衣物。

冬至——三九开始

冬至是北半球全年中白天最短、黑夜最长的一天。过了冬至，白天就会一天天变长。《汉书》中说："冬至阳气起，君道长，故贺。"人们认为，过了冬至，白昼一天比一天长，阳气回升，是一个节气循环的开始，也是一个吉日，应该庆贺。《晋书》上记载："魏晋冬至日受万国及百僚称贺……其仪亚于正旦。"可见古代对冬至日的重视。所以有"冬至大过年"的说法。这天，家人团聚，祭祀祖先，庆贺往来，犹如年节。

另外，冬至过后，就开始进入一年中最寒冷的天气，数九寒冬从这一天开始。从此日起大地阳气开始增加，人体内的阳气也适应大自然而渐复，中国民间多于此日起至立春前进补，以助阳并防寒。

这两个节日，北方大都要用饺子祭祖，也大都要吃水饺。十月一主要为御寒。冬至既要御寒，同时也有顺应大地阳气回升之意。

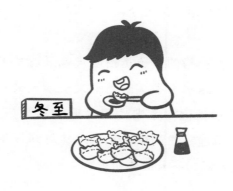

水饺的特点

每年农历冬至这天，不论贫富，饺子是必不可少的节日饭。其实饺子好吃到什么份上，这个因人而异，只不过北方人对饺子情有独钟，几乎体现在每个重大仪式或者重要节气里。过冬至有"冬至不端饺子碗，冻掉耳朵没人管"，过夏天有"头伏饺子二伏面，三伏烙饼摊鸡蛋"。等到过年了，还有春晚主持人催着，让你坐在电视机前吃饺子。其实这种习俗，是因纪念"医圣"张仲景冬至舍药留下的。

张仲景是河南南阳人，冬天来了，当地百姓很多人耳朵被冻坏，他把羊肉和一些驱寒的药物放在一起，用面皮包成耳朵形状，煮熟后送给被冻伤的百姓食用。这既是一种食物，也是一种防冻伤的药物，张仲景叫它

"祛寒娇耳汤"，百姓吃了以后，血脉通畅，两耳变暖，冻伤也就好了。"娇耳"就是饺子的原型，冬至吃饺子这一习俗也就由此开始流传至今。

大家看，最初的饺子是用面皮包裹着羊肉和一些驱寒的药物，下入水中煮，而且煮饺子须大火，让水开三遍。这里面粉性温，羊肉性温，再用驱寒药，用水煮，大火，水开三遍，为阴中求阳，以防过寒阳不入阴。所以，水饺是最好的冬天御寒食物。

现在虽然馅料多样，但多不改其阴中求阳、温中散寒的特性。天冷了，吃水饺吧！

贪吃贪睡,
添病减岁

冬睡不蒙头,
夏睡不露肚

中午睡觉好,
犹如捡个宝

吃人参,
不如睡五更

三寸长寿,
四寸无忧

常伸懒腰乃古训,
消疲养血又养心

腿软不同房,
肉软不吃凉

常常晒太阳,
身体健如钢

日光不照临,
医生便上门

水土好,疾病少

常在花间走,
活到九十九

食不语,寝不言

头对风,暖烘烘;
脚对风,请郎中

……

居处
作息 篇

伟大的太阳

日常居住生活的地方对人的健康影响很大。全世界都讲究居住健康，我国更是在风水学上有很多流派，在有关居处的俗语中，就体现了很高的健康生活智慧。

常常晒太阳，
身体健如钢

这句话是告诉大家阳气对人健康的重要性。

《黄帝内经》曰："阴阳者，天地之道也，万物之纲纪，变化之父母，生杀之本始，神明之府也"，另外，还有"阳气者，若天与日，失其所，则折寿而不彰"。这其实是在告诉大家阴阳是天地万物运行不息的道理，有阴阳的互动才产生季节变化、生物的生长变化甚至是生死。如果没有阳气，就会体质虚弱，寿命缩短。

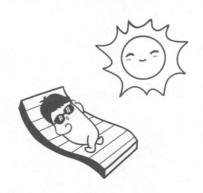

何谓阴阳

有人说，我不懂阴阳。但是您一定知道水、火是一对，知道太阳、月亮是一对，知道左、右是一对……《黄帝内经》解释说："阴阳者，血气之男女也；左右者，阴阳之道路也；水火者，阴阳之征兆也；阴阳者，万物之能（tāi）始也。"也就是说，天地万物都是由属阴和属阳两种东西组成的。就像人，有男的、有女的。男的阳气偏盛，体力较强，好动；女的阴气偏盛，体力较弱，好静。人体内有血有气，气主动，气为血液冲开血管，并推动血液运行，属阳；血让气有所依托，承载着气，并随着气四处运行，属阴。太阳从东边升起，从西边落下，就有了白天和黑夜，也带来了昼夜的温差，所有生物也随之活动增减。

阴阳最典型的代表就是水和火，一个静，一个动；一个凉，一个热；一个暗，一个亮；一个向下，一个向上。这里只说水、火是阴阳的"征兆"，没有说阴阳是什么。其实阴阳只是一种归类分析方式，所有运动的、外向的、上升的、温热的、明亮的、功能性的都具有"阳"的属性。所谓的人活着就凭一口气在，这口气就是"阳气"。如果"阳气"没有了，那就没有生命了。所以，阳气对人的健康非常重要。明代医家张景岳在《类经图翼》中提到："天之大宝，只此一丸红日；人之大宝，只此一息真阳，凡阳气不充，则生意不广。"也是强调阳气对生命的重要性。

如何获得阳气

首先，晒太阳。晒太阳是获得阳气最质优价廉、方便快捷的方式。

现代研究表明，阳光中的紫外线是一种天然的消毒剂，能够起到杀菌消毒的作用，衣物在阳光的照射下，可有效减少各种致病菌。阳光内的蓝光对于小儿黄疸消退有一定的帮助。阳光还可以促进多巴胺的生成，而多巴胺可抑制眼轴变长，从而防止进入眼睛的光线出现焦点扭曲，预防近视。另外，晒太阳可以增强人体对钙和磷的吸收，促进骨骼健康，防止佝偻病的发生。晒太阳还可以提升体内的激素水平，能够增强人体免疫功能，预防感冒和其他多种呼吸道疾病，也利于降低心脑血管疾病的发病率，降低患癌率。

从中医学的角度来说，晒太阳可以补充人体阳气，祛除阴寒，对风、寒、湿引起的各种疼痛性疾病有益。曾听一位亲属说，他年轻时在船上工作，风湿性关节炎让他苦不堪言，后来因饥荒跑回山东农村老家，远离了大海，睡上了热炕，风湿性关节炎竟然不治而愈。其实他是祛除了病因，加上补足了阳气。没有热炕，那就多晒晒太阳吧。在农村，冬天农闲时，有个特殊的现象，穿着厚厚的棉衣，聚在阳光下眯着眼睛，闲聊。阳光不好了，就回家，猫在热炕头上。想来，这才是真正的

"猫冬"，也是《黄帝内经》所说的"去寒就温""无扰乎阳"的状态吧。看，老祖宗活得多有智慧。

其次，艾灸。能与阳光相媲美的就是这艾火了。《神农本草经》中记载艾草可以"温气血、逐寒湿、调经安胎"，但艾草性至热，不可久服，而艾灸产生的热力有很好的渗透性，并且温和舒适，刚柔相济。《本草纲目》记载：艾叶性温、味苦、无毒、纯阳之性、通十二经，有回阳、理气血、逐湿寒、止血安胎等功效。《本草从新》记载："……以之灸火，能透诸经而除百病。"《孟子》中有"七年之病，求三年之艾"，则是说灸用的艾叶，越陈越好，并且，久病需长期灸。

久病或阳气虚损的新病，要用艾灸。正常人需要吗？正常人如果想用来保健，自古就有灸关元、神阙（脐）、足三里等养生保健穴的记载。不过也不如晒太阳来得更自然。

最后，大家可以适当运动，吃点儿温热性质的食物，都可以增加阳气。

日光不照临，
医生便上门

"日光不照临，医生便上门"，也是讲阳气对人体健康的重要性，这是告诉大家居室光照的重要性。

住宅日照的国家标准

对于民用住宅的日照来说，按照《中华人民共和国国家标准·住宅建筑规范》，以冬至日照时间不低于1小时（房子最底层窗户）为标准。这是国家对民众居住健康提供的保障。

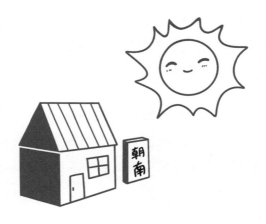

适宜的房内光照能杀死或抑制细菌繁殖，改善居室微小气候，减少疾病的发生，满足人体生理需要。城市中很多人，早上起来去上班，太阳还没有出来；到了公司后，办公室永远是灯光照射；中午的饭足不出户就能解决；下班时，多半太阳已落山。有多少人好久"不见天日"了？就这样，眼一睁一闭，一天过去了；就是这样，越来越不敢见太阳了；就这样，胳膊腿开始疼了，胃肠道消化不良了，日光性皮炎发生了，湿疹出现了……就这样，不得不和医生见面了。所以，为了健康，大家还是一起晒晒太阳吧!

不经晒的皮肤病

有人说，"我一晒就起疱"，中医有句话叫"虚不受补"，同理，"虚不经晒"啊! 这种起疱，也就是大家经常听说的日光性皮炎，从中医角度来讲，就是体内阳气不足，导致水湿过剩，一旦有阳光照射，身体立即会想借助这阳光的温暖，把体内的水湿排出去，但自身的阳气又不足，推动水湿外出的力量不够协调，水湿之气一下涌到皮下，毛孔开放的大小不足以让这些水湿一下子都排出去，于是皮肤开始瘙痒，一挠就一片水疱。有的人想了个办法，往皮肤上涂抹防晒霜，结果把毛孔堵上了，痒得更厉害了，水疱面积也可能更大了。其实，有日光性皮炎的人往往会有身体困重的感觉，这种困重感是在告诉你，身体里湿气重了；而阳光照射后的痒，是在告诉你，毛孔开得不够。所以，我常跟人说，痒就挠，这是人的本能反应，挠破了，水湿就有出路了，人就舒服了。有人会说，挠破了皮肤受损啊。其实，人体有非常好的自我保护机制，水湿出去了，皮肤会很快修复的。不挠破，水湿总在皮下，身体总不舒服，只留个看似完整的皮肤，这是虚假的健康。

这时候怎么办呢？既然不经晒，那就先从居室有阳光开始，再从早晨晒太阳，逐渐过渡到正午也能晒，让自己慢慢适应。同时还得内外兼修，适当运动，合理饮食，增加水湿的排出途径，减少水湿的产生。

水土好，
疾病少

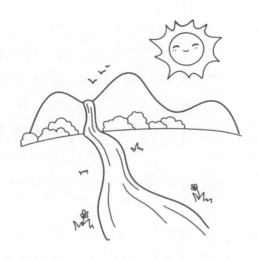

　　水土好，是指水分和土壤中所含的各种营养元素和微生物对人的健康有益。

　　无论是喝到的水，还是吃到的农作物，甚至是空气中的微生物，都会对人体的健康有影响。水土好，自然就少得病。人健康与否、寿命长短和环境关系十分密切。

　　《黄帝内经素问·六元正纪大论》曰："夫五运之化，或从天气，或逆天气，或从天气而逆地气，或从地气而逆天气……欲通天之纪，从地之理，和其运，调其化，使上下合德，无相夺伦，天地升降，不失其宜，五运宣行，勿乖其政，调之正味，从逆奈何？"这其中就很重视地气对人的影响。当然，这里的地气就与水土密切相关。

人体所需的微量元素

人体有 11 种主要元素：氧、碳、氢、氮、钙、磷、钾、硫、钠、氯、镁。其中氧、碳、氢、氮占人体重量的 95%，上述其他元素约占 4%，剩下的 1% 左右是维持生命活动所必需的微量元素，如铁、铜、锌、锰、碘、钴、钼、硒、氟、钡等。平均下来，每种微量元素含量都不足人体重量的 0.01%。尽管它们在人体内含量极少，但是对维持人体的新陈代谢却起着至关重要的作用。

每种微量元素都有其特殊的生理功能，缺少了任何一种微量元素，人体就会出现疾病，甚至会危及生命。有研究表明，约 30% 的疾病是由微量元素缺乏或不平衡导致的。常见的如缺铁引起的缺铁性贫血，婴儿和学龄前儿童缺锌引起的生长缓慢、厌食、湿疹、伤口不易愈合，缺碘引起的甲状腺肿（粗脖子病）等。

微量元素的获取

最好是从食物和饮水中获取微量元素，而且要讲究平衡，过少或过多地摄入都是有害的。

例如，铁过量时，会使机体代谢异常，影响小肠对锌、铜等其他微量元素的吸收，使机体免疫力降低，易发生感染性疾病，甚至可能导致心肌受损、心力衰竭。锌过量时，会抑制吞噬细胞的活性，从而降低人体的免疫功能，使人易患疾病；锌还会与硒、铁、铜等元素形成拮抗，减弱这些元素在体内的生理作用，导致出现缺铁性贫血、胆固醇代谢紊乱、肿瘤、重金属中毒等一系列问题。还有大家熟悉的"碘"，碘摄入过多是甲状腺结节和甲状腺功能亢进的一个主要原因。

其他元素也都是如此，一切的关键是适量。

舒适为度

什么是适量？什么是适合？我怎么知道我缺什么？

通常情况下，天然的饮食物，摄入后让您感到舒适的就是适合您的。我们拿苦瓜举个例子，体内火气过大的人，吃苦瓜不觉得苦，这苦瓜对他来说，就有保健作用；如果是身体健康，阴阳平和的人，吃苦瓜就会觉得特别苦，这就是在提醒他，这东西性味较偏，不宜健康；身体虚弱，阳气不足的人，如果吃了苦瓜，不单是觉得苦，还会肚子痛，拉肚子，这就是在告诉他，阳气不足了。只要您留心观察，细心体会，就能找到健康的窍门。

水之性

另外，我还想从中医的角度说说水的问题。在中医看来，水在种类上是有详细划分的，不同的水，作用也不尽相同。

井泉水，味甘，性凉，益五脏，清肺胃，生津止渴，养阴利尿。古人认为，井泉水取自天地之寒阴，有补阴祛火的作用，多用以煎熬治热痢、反胃、消渴等的药物及补阴、退虚火的药物。

河流水，甘、平、无毒。古人认为，河流之水外动内静，质柔而气刚，所以有通经络、助阳气的作用。用以煎熬调治病后虚弱、脾胃不足、劳后阴虚等疾病的药物。

露水，甘、平、无毒。秋露水，宜煎祛暑、润肺类药物。

雨水，咸、平、无毒。立春时的雨水，禀升发之气，宜煎发散及补益类药物。液雨，立冬后第十日谓入液，至小雪为出液，在这段时间里收集的雨水叫"液雨"，宜煎杀虫、消积类药物。

雪水，其性大寒，宜煎煮治疗天行时气瘟热、癫狂等疾病的药物。

潦水，降注雨水谓之潦，空中所接称潦水。可煎调脾胃、祛湿热类药物，取其味薄不助湿热之功。《西游记》里朱紫国国王所用的药引子即是这种水。

逆流水，即江河中洄澜之水，其性逆而倒上，可用以煎煮治疗中风、卒厥、头风、疟疾等的药物。

自来水，这是目前广泛应用的煎药水，洁净卫生自不待言，但不应现接现煎，以干净容器上午接、下午煎较好。否则，氯味重，有涩口感。

温汤，指温泉水，多配合中药，外洗治疗疥癣、皮炎、风湿性关节疼痛、半身不遂等疾病。

阴阳水，即生水、开水各半和匀，用以煎煮调中、消食、涌吐之类药物。

明水，又称为方诸水，这是一种贮存在大蚌壳里的水。《本草纲目》中记载，用"明水"洗眼可以明目。

看，经过细分，水已经不是简简单单的水了，它们各自具备了不同的功能。

现在理解了"水土好，疾病少"，也就可以理解"一方水土养一方人"了吧。

常在花间走，
活到九十九

经常在花草间活动，对长寿有好处。

其实，这还是在说环境对健康的重要性。"常在花间走"有三重意思：一是"常"，二是"花间"，三是"走"。这里"常"是对后两者频率的设定。其他的如"花中自有健身药""赏花乃雅事，悦目又增寿""养花种草，不急不恼，有动有静，不生杂病""种花长福，赏花长寿，爱花养性"等，都说明了花对健康的益处。

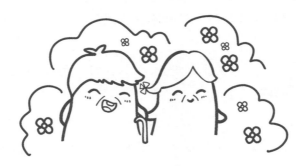

花的药用价值

自古以来，人们一直非常重视花对人体健康的影响，很多花是直接入药的。约成书于西汉以前的《神农本草经》中，就有用花治病的记载。明朝李时珍在《本草纲目》中也记载了数百种花卉的药物价值。常见的如桃花有利水、通便、活血祛瘀的功效，所以有人采食用以美容；桂花能开胃理气、化痰宽胸，还能芳香辟秽、除臭、解毒，所以桂花糯米藕甜而不腻；玫瑰花能行气活血，解毒消肿，《食物本草》说它"主利肺脾、益肝胆，食之芳香甘美，令人神爽"，可见，玫瑰花受人推崇是有原因的。

中药讲究四气五味，气味本身就是中药药用价值的一部分，所以花香可以治病，也是真的。如栀子花的香味可以清肝利胆；薰衣草的香味可以缓解抑郁，消除紧张，平肝息火，镇静安眠；金银花的香味有明显的降压作用；桂花发出的香味有杀菌作用……不仅古人，芳香疗法现在在世界各地也都有使用。

走的好处

当然，"常在花间走"，不是单独花香的作用，还有植物本身所释放的氧气和经常运动带来的气血运行改善。走，运动形式和缓，不剧烈，对机体无强烈刺激，属于有氧运动的一种。适合所有人，尤其老年人更宜。

观察发现，经常从事园艺劳动的人，较少得癌症，而且寿命比一般人长，这是由于花草树木生长的地方，空气清新，行走其中，血液运行顺畅，可以很好地调节人体身心平衡，有利于防癌。

食不语，
寝不言

这句话出自《论语》。其中，"自言曰言，答人曰语"。"食不语，寝不言"的意思就是吃东西的时候不要应答，睡觉的时候不要自言自语。大家可能会觉得现在都在吃饭的时候聊天，晚上睡觉时还有枕边风呢，怎么还不让说话了？

吃饭不说话

如果嘴里正吃着东西，还说话，很容易呛着。这就跟小孩子哭时，如果嘴里有东西，都会让孩子先吐出来或者强制他不哭，是一个道理。小的食物呛到气管里，会引起剧烈咳嗽；较大的食物呛到气管里，还可能导致窒息，危及生命。所以吃饭要专心、少说话，不仅仅是礼仪，更是养生之道。

从中医的角度说，心主神明。进餐的时候，将头脑中的各种琐事尽量抛开，将精神集中在品尝食物上，阴阳之气集中于脾胃，这样做能够增强食欲，促进肠胃蠕动，增强消化吸收能力。如果分心说话，部分阴阳之气就会分散，脾胃能量不足。另外，进食要缓慢。唐代孙思邈在《备急千金要方》中提出"食当熟嚼，使米脂入腹"，吃饭时应该从容缓和，细嚼慢咽。清代太仓人沈嘉澍的养生著作《养病庸言》也表示："不论粥饭点心，皆宜嚼得极细咽下。"这样进食，既有利于各种消化液的分泌，食物易被消化吸收；又能避免急食暴食，保护肠胃。"脾开窍于口"，尤其年迈之人，牙齿磨损、味觉减退、消化液分泌减少，为弥补消化功能退化的现象，更需要慢吃慢喝，细嚼慢咽，切不可"囫囵吞枣"。

睡觉不说话

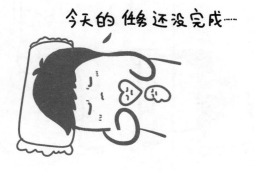

今天的 任务还没完成……

    家长常常在睡前给孩子讲故事，夫妻之间在睡前也要有交流，不说话好像不太可能。这里的"寝不言"是不让自言自语。自言自语是心中有事，反复琢磨，这样会心神不宁，不易入睡。久而久之，会导致失眠，进而影响身心健康。

头对风，暖烘烘；
脚对风，请郎中

　　风吹头不必太担心，但要是风对着脚吹，那就会生病的。

　　马王堆汉墓出土帛书《脉法》中说到："圣人寒头暖足，治病者取有余而益不足也。"

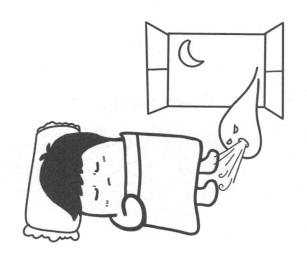

"寒头"的医理

　　因为头位于人体的最高处，人体十二经脉中有六条阳经和六条阴经，六条阳经中手三阳经和足三阳经都在头面部交接，所以有"头为诸阳之会"的说法。这说明头部阳气最盛，最能抵抗寒气，就不怕风吹。适当寒冷还可以刺激头部血管及神经，有助于保持大脑清醒。更有人会用冷水冲洗头面，帮助自己提高思维敏捷度。

当然，"头对风"，并不是说头部可以直接对着风吹。因为直接吹风有可能会引起头疼、面瘫。保持头部凉爽也要适度，切不可走极端。

"暖足"的原因

脚位于人体的最低处，离心脏最远，热量到达较慢，是阴气最盛的位置，最易受到寒邪侵袭。因此，有"寒从脚起"的说法。所有腰腿疼痛的疾病，都要做好足部的保暖。中医认为，男属阳，女属阴，女性更应该在日常生活中注意足部的保暖。临床上有很多女性痛经，与足部保暖不够有关，严重的还会导致不孕。

如何暖足

首先，穿好鞋。寒露不露脚。深秋了，很多年轻人喜欢穿露脚踝的袜子，为了健康，建议您还是穿个高筒的袜子吧。

其次，温水泡脚。水温以不烫为宜。特别提醒的是，患有下肢静脉曲张、糖尿病的朋友，不要长时间泡脚，以免血管破损、皮肤溃烂，难以愈合。

最后，足部按摩。适当搓搓脚，做些运动，同样可以促进脚部血液循环，产生热量。

贪吃贪睡，
添病减岁

关键在一个"贪"字。过度了，就是一种病态行为。这种病态行为本身又加重了身体的损伤，导致病情复杂化，最终影响人的寿命。

贪吃的不同类型

贪吃也分两种。

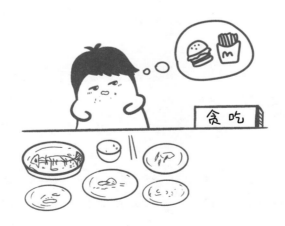

一种是多食易饥的。多食易饥与胃火过盛有关。过盛的胃火会消耗掉人体的能量，使身体越来越虚弱，就增加了患病的机会。这种情况下，一定要找医生治疗一下，把身体及时调理好，避免诱发其他疾病。

另一种是多食腹胀的。这种往往是饮食习惯不良导致的，可能是担心不到饭点就饿，有意多吃；也可能是曾经因为饥饿产生了心理阴影，总想多吃。这种不良习惯久而久之会损伤脾胃，影响营养物质的吸收，导致身体虚弱，甚至患病。

《黄帝内经》中有"饮食有节"和"饮食自倍，肠胃乃伤"的记载，告诉大家饮食要有节制。

如何做到饮食有节

 吃多少

明代医家万全所著《万密斋医学全书》中有"若要小儿安，常受三分饥与寒"，小儿吃饭只要七八分饱，成人也是如此。大家可能也听过这句话：若要身体好，吃饭不过饱。也就是吃饭只要不饿了就行。这是量的问题。

？吃什么

吃应季的食物，吃当地产的食物。当季的食物是应当季的自然之气（天气）生长出来的，当地产的食物是由当地的水土之气（地气）滋养出来的，我们常说的"一方水土养一方人"，指的就是这个。出远门水土不服怎么办？吃一块当地产的豆子做成的豆腐。早在明代的《食物本草》中就有"凡人初到地方，水土不服，先食豆腐，则渐渐调妥"的记载。当然，最好吃卤水点的豆腐，石膏点出来的豆腐不利于养胃，因为石膏性寒。很多人可能不能理解，为什么豆腐好用，为什么鸡蛋、米饭……其他食材不好用呢？首先，豆腐是用黄豆做的。黄豆春种秋收，或是夏种秋收，生长周期中完全吸收夏季之土气；黄豆又色黄，五行属土，本就入脾胃。其次，黄豆到豆腐经历了一个腐熟的过程，也就是中医所说的"生、长、化、收、藏"中"化"的过程，这个"化"的过程具备"土"性，更宜滋养脾胃。所以，用当地生长的豆子和当地的水做成的豆腐，吃下去，既饱了口福，又能帮助人逐渐适应当地的水土。

？怎么吃

温度要适中。《黄帝内经》中有："食饮者，热无灼灼，寒无沧沧，寒温中适，故气将持，乃不致邪僻也。"吃饭、喝水应寒温适中。现代研究表明，人体消化过程中，各种消化酶充分发挥作用的一个重要条件，就是温度。进食的食物温度和人体温度大致相同时，各种消化酶的作用才发挥得最充分，而温度过高或过低，都不利于食物营养成分的消化和吸收。从中医角度看，脾胃虚寒的，要吃偏温的；脾胃有热的，可以吃偏凉的。大家也可以通过自己对饮食温度的偏好，来初步判断自己脾胃的偏性。

我有一个朋友，吃饭时需要将食物加热到烫手的程度才能吃，否则，就感觉凉。后来她因关节疼痛就医，被确诊为干燥综合征。分析她的情况，是因为工作需要，长期接触极寒物质——液氮，导致身体极寒，脾胃也寒。医生建议她长期针灸，重灸中脘，护脾胃。还好，多年下来，她病情已经有所好转，还坚持工作在一线。

❓ 什么时候吃

有人可能觉得这个问题还用思考吗？饿了就吃呗。也对。为什么呢？《遵生八笺》曰："不饥强食则脾劳，不渴强饮则胃胀"。不饿不渴就不用吃喝，强吃强喝是会伤脾胃的。看到这里，是不是有的家长要反省一下了：孩子不想吃东西，还总是在喂；孩子不想喝水，且也问过孩子意愿的前提下，还总是要求孩子再喝一点儿。日子久了，孩子脾胃功能出了问题，还不知道怎么回事儿。其实，很多事情只要顺其自然就可以了，没有那么复杂。

贪吃讲完了，贪睡又面临什么问题呢？

贪睡是一种病态

正常人睡够了就躺不住了。如果总睡不醒，往往是体虚湿盛。中医早就有"脾胃之虚，怠惰嗜卧"的认识，意思是人体脾胃虚弱，功能欠佳时，就会表现为气血不足，从而昏沉嗜睡。

《证治准绳》中将嗜睡进行了详细的分析，有"脉缓怠惰嗜卧，四肢不收，或大便泄泻，此湿胜，从平胃散"；还有"怠惰嗜卧，有湿，胃虚不能食，或沉困，或泄泻，加苍术，自汗加白术"和"食入则困倦，精神昏冒而欲睡者，脾虚弱也"。虽然看起来像是分为湿胜、胃虚加湿、脾虚三种类型，归根结底，还是脾胃虚弱。脾胃为一对相表里的脏腑，两者互相依存、互相影响。

《黄帝内经》病机十九条中有"诸湿肿满，皆属于脾"，也就是说，之所以会有湿盛，多是因为脾胃虚弱，运化不及。所以，对于这种贪睡的病态，重在调理脾胃。

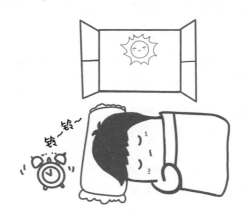

调理脾胃的方法

运动

脾主四肢肌肉，脾的功能正常，四肢肌肉就活动有力。同时，四肢肌肉适当运动也会增强脾的功能。大家可能都有种感觉，劳动或运动后食欲会大增，同时还可以增加肢体的力量。这就是脾胃功能增强的表现。过度运动或劳动，累得都吃不下饭了，那就是运动量太大了，也会损伤脾胃功能。所以，运动要有度。

如果您还一味贪睡，不给肢体锻炼的机会，也就不能增强脾胃功能了，还会因"久卧伤气"而损伤脾胃功能，进一步加重脾胃虚弱的程度，形成恶性循环。所以，起床运动一下，打破恶性循环吧。

吃健脾祛湿的食物

健脾祛湿的"药食同源"食物有薏苡仁（薏米）、砂仁、红豆、冬瓜、白扁豆、丝瓜、怀山药、玉米须等。

还有一味好的健脾食材就是姜。姜有生姜和干姜之分。很多人以为干姜就是生姜晒干了，如果您自己动手晒晒就知道了，生姜晒到最后只是一根干棍儿，与干姜根本不是一回事儿。

生姜与干姜的区别

　　成都中医药大学张廷模教授的中药学讲稿里讲过干姜与生姜的区别，是我钦佩的一种治学态度，在这里也跟大家分享一下。南朝人陶弘景在《本草经集注》里面提到，"荆州有好姜"，就是指湖北地区，"蜀汉姜旧美"，就是指四川地区，但"俱不能作干姜者"。干姜和生姜来源于同一种植物、同一个入药部位，都是姜的根茎，区别在哪儿呢？

　　干姜和生姜是同一种植物的不同栽培品，田间管理有明显差异。

　　生姜在栽培过程中，要不断地培土，把它掩埋住，因为生姜的药用部位是根茎，它本身就属于茎，植物的茎有趋光性，它要见阳光。不断地培土它就会不断地使劲儿长，越培土它就越长。所以，到了秋天，看见很多地方所谓的嫩姜或子姜非常鲜嫩，有的根茎非常得长。

　　干姜呢，在栽培的过程中，不用培土，直接把根茎暴露在土表，它已经见光了，就不再拼命地长，使内在成分不断地积累。

生姜，因为它长得很快，内在的一些成分积累不够，晒干后，非常轻，皱缩的。干姜因为它内在的成分很丰满，晒干以后，基本上不怎么皱缩，体积也不怎么减小，质地非常沉。

现代研究表明，生姜和干姜的化学成分也不完全相同，即使是相同的一种成分，它在生姜中的比例和在干姜中的比例也会有差异，但是这种差别与两味药物功效区别的相关性，现在还没有最终解释。但这至少说明了，中药里面生姜和干姜作为两味不同的药使用，并不只是有水分、没有水分这么简单，而且化学成分有明显的差异，功效也有明显的差异。

相比较而言，生姜辛温的性味弱于干姜，但升发之气优于干姜。它的辛散之力强，能开痰理气，止呕吐，逐除一切外感不正之气，临床常用来治疗感冒。带皮用时温性稍弱，而善于通利小便。所以，尿道炎、前列腺炎、前列腺增生等疾病，用带皮生姜切片煮水服用有一定的效果。另外，生姜还能解半夏毒和各种菌毒。炒菜用葱、姜爆锅，也是为了平衡蔬菜普遍偏凉的特性，保护我们的脾胃。

姜母的功效介于干姜与生姜之间。《黄帝内经素问·阴阳应象大论》曰："味厚则泄，薄则通。气薄则发泄，厚则发热。"姜母也称老姜，其性味比生姜浓厚，温胃的作用要更好。

部位不同，功效不同；种植方法不同，功能差别更大。能识其不同性味而用之，这是老祖宗留下来的生活智慧。

好了，接着说正确睡的问题。

作息时间节律

《黄帝内经》曰："起居有常，不妄作劳"，让大家起居要有规律，不能过度劳累。起居的规律可不是一个"早睡早起"就都概括了的。合理的起居是参考四季阴阳变化特点的。

春季要"夜卧早起，广步于庭"。就是晚上稍微晚一点儿睡，早晨天蒙蒙亮就起床。在院子里或小区里大步走走，顺应春天生发的气息。

夏季是"夜卧早起，无厌于日"。跟春天一样，强调多晒太阳。

秋季要"早卧早起，与鸡俱兴"。这是我们所熟悉的"早睡早起"，跟着鸡的起居节奏。

冬季得"早卧晚起，必待日光"。晚上早睡，早晨可以晚点儿起，一定要见到阳光。

好了，怎么安排睡眠是不是已经知道一二了，再看看睡觉时要注意什么？

冬睡不蒙头，
夏睡不露肚

冬季气温较低，很多人（尤其是小孩）喜欢把头蒙在被子里睡觉，感觉暖和；而到了夏季，气温偏高，很多人又不穿衣、不盖被，露着肚子睡觉，这些都是不健康的生活习惯。

头为诸阳之会

头位于人体的最高处。《黄帝内经素问·生气通天论》曰："阳气者，若天与日……故天运当以日光明，是故阳因而上，卫外者也"。也就是说，阳气对人来说，就像太阳对于天空一样重要。天空星体循序移动是由太阳的光明决定的，所以，阳气应该在上方，起到卫外的作用。头是人体阳气汇聚的地方，从经脉运行分布特点可以体现出来：人体的手三阳经从手走头，足三阳经从头走足，手、足的同名经在头部交接。这样就实现了阳气在头部的汇聚，所以有"头为诸阳之会"的说法。

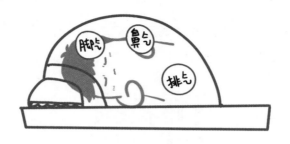

阳气运行与蒙头

大家知道，太阳东升西落形成一天的阴阳变化；太阳在南北回归线之间往复移动形成一年四季的阴阳变化。如果太阳不能正常运行，那就没有我们地球上自然界一年四季"生、长、化、收、藏"的变化，也就没有生机。人体的阳气就像太阳一样，也在不停地运动。人体阳气的运行与呼吸密切相关。

冬天睡觉时若蒙头，不单头热，阳气向上升浮，不利于睡眠；还会因空气污浊，呼吸不畅，导致阳气不能正常运行，出现头晕、头痛、乏力等反应。现代研究表明，被窝中因空气流通较差，蒙着头睡觉时，被窝中的氧气越来越少，二氧化碳的含量越来越多，睡梦中身体不能及时得到新鲜的氧气，不断地吸入二氧化碳，最后导致血液中二氧化碳浓度过高，对大脑产生损害。

腹阴宜暖

《黄帝内经》曰："言人身之阴阳，则背为阳，腹为阴"。腹为阴，孤阳不生，孤阴不长，所以，腹部需暖而常易受寒，人从胎儿时起，就喜欢蜷缩着身体护住腹部，使其阳热之气不散，保证阴阳的平衡。

《黄帝内经》有很多关于寒气客于腹部不同部位的描述。如"寒气客于肠胃，厥逆上出，故痛而呕也"；"寒气客于小肠，小肠不得成聚，故后泄腹痛矣"；"寒气客于肠胃之间，膜原之下，血不得散，小络急引故痛，按之则血气散，故按之痛止"；"寒气客于肠外……其始生也，大如鸡卵，稍以益大，至其成如怀子之状，久者离岁，按之则坚，推之则移，月事以时下，此其候也"；"寒气客于冲脉，冲脉起于关元，随腹直上，寒气客则脉不通，脉不通则气因之，故喘动应手矣"。

由此可见，腹部受寒引起的疾病甚多。而夏天，天气炎热，人体毛孔张开，腹部外露时，稍有风吹过，寒气极易乘风而至，导致腹部受寒。因此，夏天要注意护住腹部。

另外，腹部以脐为中心，肚脐是神阙穴所在。神，神气；阙，原意为门楼、牌楼；神阙意指神气通行的门户，是人体脂肪层最薄的地方，也是防御力最弱的地方。夏天阳气外浮，皮肤毛孔常处于开放状态，中阳反虚，睡觉时露着肚皮，极易受凉，环境中的寒气或湿气从肚脐进入体内，使人受寒着凉。《厘正按摩要术》曰："脐通五脏，真气往来之门也"，提示脐受凉易伤及真气。

因此，即使夏天再热，也要给腹部盖个薄被，以防受凉。

那怎样做才能在寒冬腊月对抗寒流，温暖地睡到天亮？又如何才能在炎炎夏日消暑避热，舒适地睡个好觉呢？

冬季时，睡前可用热水泡脚 20~30 分钟，待全身微热，再给自己做个足底按摩，及时就寝，既可以保持身体的热度，又可以有好的睡眠质量。

夏季时，睡前可洗个热水澡，让全身的毛孔打开，出汗后，汗液会带走身体的热量和代谢废物，降低体温，改善体内循环，上床再盖住腹部，此时就寝，清爽凉快。

中午睡觉好，犹如捡个宝

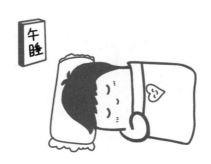

午时心经所主

中午，在时辰上是午时，即11：00—13：00，为手少阴心经主时。此时阳气最盛，阴气衰弱。《黄帝内经》曰："生之来谓之精，两精相搏谓之神，随神往来者谓之魂，并精出入者谓之魄，所以任物者谓之心。"说明了心作为"君主之官"的职责——任用万物。所以，心主管了精、神、魂、魄。另外，对于神志的解释，"心有所忆谓之意，意之所存谓之志，因志而存变谓之思，因思而远慕谓之虑，因虑而处物谓之智"。这是精、神、魂、魄在生理活动中的变化，也都是心所主导。

午睡的益处

午睡，关键是养心。大家可能有过体验，午休10分钟，就会令人一下午神清气爽、精力充沛。没有午休，就会常常感觉思维迟缓，有头晕、乏力等表现。

有资料证明，在一些有午睡习惯的国家和地区，冠心病的发病率要比不睡午觉的国家低得多，这也与午睡能使心血管系统舒缓，并使人体紧张度降低有关。心功能Ⅱ级（按照美国纽约心脏病协会提出的心功能分级标准）的人，可适当从事轻体力活动和家务劳动，中午要午休。

建议大家每天中午抽出半小时小憩一会儿，养养心吧。

大家可能听说过"睡好子午觉，胜过吃补药"，就是说子时和午时一定要睡好。睡子午觉的原则是"子时大睡，午时小憩"。

午休是养心，那子时睡觉是养什么呢？

子时胆经所主

子时是晚23时至凌晨1时，此时阴气最盛，阳气衰弱，足少阳胆经主时。胆经携着五脏六腑的阳气升发，机体内在自我修复，正是万象更新的时刻，所以此时一定要进入睡眠。

建议大家在子时进入深睡眠，睡好子午觉，健康常相伴。

吃人参，
不如睡五更

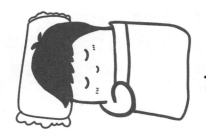

按时睡觉
21:00—05:00

五更是什么时候

五更是古代夜里的计时单位，一夜分五更，每更约2小时，不能与现在的整点对应，大概就是从19点到次日5点。

一更始于戌初一刻，称黄昏，又名日夕、日暮、日晚等。此时太阳已经落山，天将黑未黑。天地昏黄，万物朦胧，故称黄昏。这个时候，人还在活动着。二更始于亥初三刻，名人定。此时夜色已深，人们也已经停止活动，安歇睡眠了，人定也就是人静。古时候人们大多在二更就入睡了。三更始于子时整（即子正，亦即00:00），名夜半，是夜色最深重的一个时辰。四更始于丑正二刻，名鸡鸣。四更是黎明前的黑暗，大多数人睡得最沉的时候。五更始于寅正四刻，称平旦，这个时候，鸡打鸣，而人们也陆续起床，开始新一天的工作。

睡五更是说睡到五更天。古人照明措施不足，夜生活较少，基本是"日出而作，日落而息"，二更睡到五更。

人参的性味功效

人参，味甘、微苦，性微温；归肺、脾、心经。有大补元气、补脾益肺、生津、安神益智的功效。能治疗气虚欲脱，脉微欲绝，脾气不足，中气下陷，肺虚喘咳，气短乏力，津伤口渴，虚热消渴，失眠健忘，心悸怔忡，血虚萎黄，阳痿宫冷等病症。

服用人参可能出现的不良反应

健康人长期服人参或人参制剂，曾有过腹泻、皮疹、失眠、血压升高、忧郁、性欲亢进（或性功能减退）、头痛、心悸等不良反应的报道，还出现过出血这类人参急性中毒反应。临床还曾有服用人参蛤蚧精口服液导致剥脱性皮炎、人参蜂王浆导致急性肾炎血尿加重等报道。因此，人参是药，用前需辨证。

服用人参注意事项

依据人参的性味归经，心、肺、脾三脏气虚的人用人参最佳，体内有实邪的人不宜用。

什么是实邪？表现出怕热喜冷、面红、口渴多饮、烦躁不安、痰涕黄稠、小便短黄、大便干结、舌红少津、苔黄燥、脉数等症状就是有实邪，有这些实热症状的人是禁用人参的。

在中药配伍禁忌中，人参与藜芦一起用会产生很大毒性，人参与五灵脂、皂荚、黑豆一起用时会降低人参的功效。现代研究发现，刺五加与人参的生理活性相似，毒性相似，所以，两药也不宜并用。

饮食上，用人参时应忌吃萝卜、绿豆、螃蟹和强碱性食物（如葡萄、茶叶、葡萄酒、海带等）。

三寸长寿，
四寸无忧

这也是与人的睡眠有关的一句话，睡眠问题不论在什么时代都是关乎健康的大事。那么"三寸长寿，四寸无忧"，这个尺寸到底指的是什么呢？指的是睡觉用的枕头。在古人看来，三寸高的枕头很好，而四寸高的枕头，用一个成语来形容，那就是"高枕无忧"，让人入睡更轻松，睡眠效果更好。

枕头的高度

如果以现在的单位换算来看，3寸差不多是10厘米，4寸是13厘米左右，大家可能会觉得这个不科学，因为10厘米或13厘米高的枕头，对于一般正常人而言，有可能会偏高一些，这时候人体并没有处于完全放松的状态，也不会获得最高的睡眠质量。其实是大家误会了。古人的这个3寸、4寸不是固定的尺寸。它指的是同身寸。

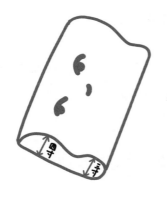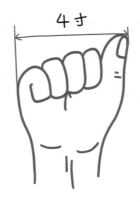

　　曾有人做过这样的实验，把2000个枕头分为不同高度的几组，然后对使用这些枕头的人进行脑电图检测。结果发现：枕头高度在6~9厘米的人，其脑电图出现平衡休息状态，这就说明人体能够获得高质量的睡眠。长期使用过高的枕头，颈部被固定在前屈位，就会使颈椎产生变形，出现腰酸背痛，甚至引起血液循环障碍，脑血流量降低，出现脑供血不足的现象。

骨度同身寸

　　同身寸又名骨度同身寸，在针灸取穴中常用。它是用某个人自身体表的某些部位折定分寸，作为量取穴位的长度单位。这就是古人的智慧。每个人身高体重不等，如何才能更合理地确定穴位的位置呢？用自己手的大小、手指的粗细去比量自己，把体表的不同部位折定成不同的"寸"，按比例选取穴位就可以了。这个"寸"，并没有固定具体数值，在不同人的身体上有不同的长短。身材较高的人的"1寸"要比身材矮小的人的"1寸"长，这是由身体比例来决定的。比如一个人将示指（食指）、中指、环指（无名指）和小指并拢，以中指中节横纹处为准，四指横量作为自己的3寸；以拇指指间关节的宽度作为自己的1寸，等等。

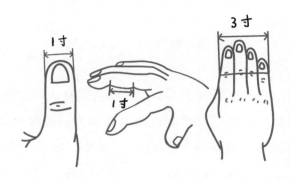

　　颈椎正常活动度：向前屈曲35°~45°，后伸35°~45°，左、右侧屈45°左右，旋转60°~80°。

　　大家自测一下，仰卧，一手握拳，拇指封住拳眼（接近4寸的同身寸），拇指对床，小指侧垂直放在枕骨粗隆（头后面最高起的那块骨头）处。感觉一下是不是基本是颈椎能够前屈的最大幅度。

　　如果枕头在这个高度，还依然能睡得很好，那恭喜您，说明您的颈椎柔韧性很好，已达到"高枕无忧"的境界了。大多数人撤下拇指后的高度，睡觉感觉更舒服，那也很好了，坚持下去，可以长寿。很多人在撤下拇指后的这个高度（3寸）是睡不着的，这很可能是颈部出问题了，有的筋发紧（筋短了），脖子活动度就差了，对枕头高度的要求就不一样了。

筋长一寸

为什么是否长寿特意提到枕头的高度呢？

因为人一生中至少1/3左右的时间是在床上度过的，枕头的高度决定颈部的舒适程度。而颈部是所有阳经及足厥阴肝经，奇经八脉的任脉、督脉、冲脉、阴跷脉、阳跷脉、阴维脉、阳维脉上达头面的必经之路，也是手、足三阳经脉气向上"入"（"根、溜、注、入"）的部位。这里如果出问题了，就会导致阳经气血不能正常运行，自然会影响人的寿命。

为什么4寸比3寸好？因为筋更长一点儿。

上面大家都测了，4寸基本达到人体颈部最大的活动度。也就是说，颈部经筋柔软，睡觉时任何一个体位都不受限。要知道，多条经筋会影响到颈部活动。

《黄帝内经灵枢·经筋》曰："足太阳之筋……其病……项筋急……足少阳之筋……其病……颈维筋

急……足阳明之筋……其病……腹筋急，引缺盆及颊……足少阴之筋……结于枕骨，与足太阳之筋合。其病……及所过而结者皆痛及转筋……在外者不能俯，在内者不能仰……手太阳之筋……绕肩胛引颈而痛……手少阳之筋……上肩走颈……其病当所过者，即支转筋……手阳明之筋……从肩髃上颈……其病当所过者，支痛及转筋，肩不举，颈不可左右视。"大家可以由此看出，手、足三阳经筋病和足少阴经筋病都会使颈部产生不适，也就是我们通常所说的颈椎病。

所以，睡觉时枕头的高度能看出身体的阳气运行情况，也能反映出先天之本——肾的功能状况，也就有了"三寸长寿，四寸无忧"的说法。

颈椎锻炼

颈椎病产生后，除了分析具体是哪条经脉或经筋生病之外，颈部的适当活动也是必要的。传统健身方式中的太极拳、少林拳、八段锦、五禽戏、易筋经等，长期坚持锻炼，都有增强体质、防治颈椎病的作用。对于长时间坐在电脑前的办公室人员来说，"米"字操或者经常做一下仰头、低头、左右转头动作，再加上一个肩部的旋转，就可以很好地锻炼颈部了。

常伸懒腰乃古训，
消疲养血又养心

伸懒腰的时候，人一般还要打个哈欠，头部向后仰，两臂往上举，来个深呼吸，使劲儿绷腿，持续几秒钟，那感觉，神清气爽，精力充沛。

为什么会这么神奇呢？关键是按摩背俞穴和对心肺功能的调整。

按摩背俞穴

伸懒腰的"伸"说的是拉伸，也就是对腰背部进行拉伸，强调的是力度；"懒"说的是缓慢而后停顿，强调用力均匀而渗透；"腰"指代的是整个脊柱两侧，强调的是部位。

整个脊柱两侧密集地分布着华佗夹脊穴，另外，关键是五脏六腑的背俞穴全在脊柱两侧的足太阳膀胱经第一侧行线上分布着。足太阳膀胱经第一侧行线也就是后背部脊柱正中线与肩胛骨内侧缘连线中点垂直向下的一条线。背俞穴是五脏六腑之气输注于背部的腧穴。这一个懒腰，就可以对所有的背俞穴进行一次按摩，也就是对五脏六腑的气血进行了一次重新调整。

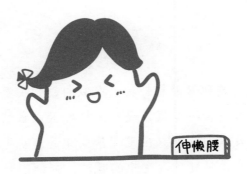

对心肺功能的调整

在伸懒腰的时候，全身大部分肌肉处于最大程度的收缩或拉伸状态，对全身外周血管有一个充分的挤压，血液大量流回内脏。另外，在伸懒腰的时候，心无旁骛，神情是内敛的，也就是不劳神，而心主血脉、主神志，这样一个动作就对心脏有一个很好的充养作用。

还有，伸懒腰的时候都会伴有一个呵欠，这个呵欠是任何一个深呼吸都无法达到的呼吸深度。肺主气，司呼吸，这个呵欠对肺的功能又有了一个很好的锻炼。

伸一个懒腰既按摩五脏六腑，又调整气血，所以，就有了消疲养血又养心的作用。来吧，一起伸个懒腰！

腿软不同房，
肉软不吃凉

腿软与肾虚

腿软是腿部像没有骨头支撑似的或骨头无力发软的感觉。有人说骨头能发软吗？是筋发紧或者筋无力吧？如果是筋发紧引起的，应是腿紧或腿沉，筋无力会全身乏力，不单单是腿软。这里的腿软，强调的是站立时无力。说腿软就是说骨头无力支撑了。那腿软和肾虚又有什么关系？

肾主骨，生髓，充脑。所以，骨头发软了，那就是肾伤了。肾主藏精，藏着生殖之精，与人的性功能密切相关。最常见的伤肾行为就是性生活过度。当然，如果过度劳累，损耗了肾精，那也会出现腿软的现象。同房就是过性生活。如果肾精受损都已经腿软了，还再同房，那对肾来说，损伤就更大了。

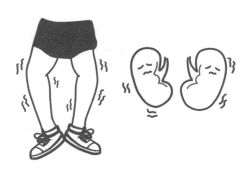

肉软与脾虚

这里的"肉软"并不是说被吃的肉是不是软的，而是指吃肉的人的肉是不是软的，也就是这个人的肉紧不紧实。现在这种"肉软"的人越来越多了。原因很多，思虑过度、过食生冷、久坐少动……为什么呢？这些行为伤脾，导致脾虚了。脾主四肢、肌肉。"肉软"就提示脾出了问题。

凉的含义

这个"凉"不单是指温度上的冷热，更关键的是指食物的寒凉属性，也就是说不单是不吃生冷的，更关键的是不吃寒凉属性的食物。如果是热性的水果，吃起来也没有问题。

为什么呢？

因为脾喜暖。寒凉易伤脾阳。脾阳虚了以后，会出现食欲减退、腹胀、腹痛、喜温喜按、四肢不温，或浮肿、大便稀溏、小便清长或不利、妇女白带量多清稀，舌淡胖嫩，舌苔白润等表现，当然也包括这肉不紧实了。

哪些食物属于寒凉的呢？我们吃的食物以平性为主，而凉性的食材在加热或加上葱、姜、蒜、茴香、八角、花椒、辣椒、料酒等温热性的调味料后，性质也就平和了，关键是注意寒性的食材。

食物的选择

水生动、植物多为寒凉属性，绿叶蔬菜和水果也多为寒凉性质。水果如果不加热，除了温热性的水果，肉软的人就不要吃了。

常见的温热性水果和干果，如栗子、杏、杏仁、核桃仁、松子仁、桂圆、桃、石榴、杨梅、金橘、荔枝、樱桃、大枣、榴莲等。其他水果，如果不知道它是否是温热性的，肉不结实的人就别吃了。

常见的温性水产较少，如鳝鱼、虾、鲢鱼、鲶鱼、鲦鱼、鳙鱼、海参、带鱼，这些食材可以适当选择。寒性水产有蟹、蛤蜊、牡蛎、乌鱼、章鱼、海带、海藻、田螺等，这些食材寒性明显，肉软的人也就别吃了。其他的多为凉性的，用点儿热性的调料调一下就可以吃。

常见的温热性肉类有牛肉、羊肉、狗肉、鸡肉，这些可以适当选择。鸭肉偏寒，即使是烤鸭，也尽量少吃。

常见的温性蔬菜，如韭菜、洋葱、香菜、香椿头、小茴香、刀豆、南瓜、芥等；寒性蔬菜，如茭白、蕨菜、荸荠、竹笋、青蒿、苦瓜、苦菊、空心菜、龙须菜、莼菜、草菇、海藻、海带、紫菜等。即使做熟了，其寒凉的性质还是很明显，更别说凉拌蕨菜、凉拌苦瓜、凉拌笋丝之类了。

当然，随着时代的发展，现在有太多"冷"的食品不适合肉软的人吃，比如各种冷饮！根据自己实际的身体状况，择食而食吧！

人怕不动，
脑怕不用

人要活动，体格才健康，脑子要经常用，智力才能正常。

运动与健康

《黄帝内经素问·宝命全形论》曰："人生于地，悬命于天"。这里的"悬命于天"指的是宇宙中不断运行的天体对人的重要影响。还有"成败倚伏，生乎动，动而不已，则变作矣"，说明世间万物成败互因的关键在于运动，不断地运动，就会不断发生变化。人如果不动，人体"升降出入"的气机就会不畅，如果气机受损，健康也就受损，甚至威胁到生命。就像《黄帝内经素问·六微旨大论》中说的那样："出入废，则神机化灭；升降息，则气立孤危。故非出入，则无以生长壮老已；非升降，则无以生长化收藏。"如果出入的功能废止，就不会有生发、成长、壮实、衰老与灭亡；如果没有了气的升降，也就不会有生发、成长、变化、收敛与闭藏。

所以，运动是人活着的基础状态。大家可能有感觉，哪天运动量少了，全身都觉得不舒服，这不舒服的感觉就是因为气的"升降出入"不畅快了。

要舒服，大家快动起来吧!

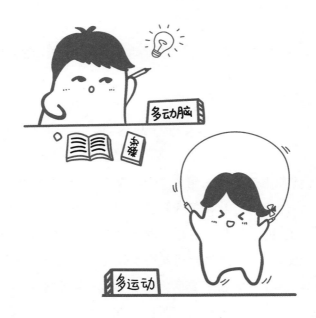

动脑与健康

脑为元神之府。《修真十书》中说:"脑者,一身之宗,百神之会。"而《黄帝内经》对神的解释是"阴阳不测谓之神",阴阳不测,这种难以把握的状态是"动"才具备的属性。"神乎神,耳不闻,目明心开而志先,慧然独悟,口弗能言,俱视独见,适若昏,昭然独明,若风吹云,故曰神。"就是说,所谓神,就是不靠耳朵听,而是眼睛看的。这个"若风吹云"就是强调了神"动"的属性。那脑为"百神之会",就应一直处于动的状态。所以有人说,人睡觉时做梦就是大脑一直在动的表现。如人体一样,少动脑也会觉得有点儿呆。

有研究表明,人三天不动脑,智力就会下降。所谓的"三天不练手生,三天不说口生",就是反映的这个情况。我调查过我教的那些可爱的孩子们,他们也都感觉到如果在昏睡或追剧中度过一个周末,那么就足以让他们在周一有一天的反应迟钝期。

所以,对于小学生,老师布置一点儿作业,让孩子们每天在课后再动十几分钟的脑子,是有益的。如果老师不布置,为了孩子的成长,家长就需要给孩子个思考的机会了。至于我所教的那些大孩子们,因为大学生需要思考的问题很多,医学院校的学生可能需要思考的东西更多,所以,大学通常没有作业,学生自己思考吧。

提高记忆力的方式

一是适度运动，空气清新。

有一个强健的体魄是一切的基础。适度运动会促进全身气血的运行，大脑也可以得到充足的气血供应。另外，大脑也要适当锻炼，但不要过度。听听舒缓的音乐，对大脑神经细胞代谢有利；和朋友聊天，也会促进大脑的发育和锻炼大脑的功能；多读书、多看报，让大脑更加丰富起来；观察周围的事物，并注意及时往大脑中储存信息，然后加以记忆，活跃思维，都是很好的锻炼大脑的方法。另外，大脑是全身耗氧量最大的器官，占人体总耗氧量的四分之一，氧气充足有助于提高大脑的工作效率，保持高度的注意力。所以用脑时，需特别注重学习、工作环境的空气质量。

二是专注，不要想太多。

很多学生在准备考研时，四处分析学校、老师、辅导班、其他同学的情况等，为这些事情纠结，我看着很替他们着急。这些孩子都是好孩子，综合素质不可谓不强，为了能在考研之路有一个好的结果，我给他们的建议是，定好一所学校，找好一个老师，其他什么都不想，就是好好复习准备考试就行。天天为各种信息所累，一听到某个消息就焦虑不安，实在不利于集中精神学习，哪来的记忆力呀!

中医讲脾在志为"思","思"五行属"土",大脑的记忆力强弱归肾管,五行属水,土可以克水,思虑过度会伤脾,同时还会直接减弱记忆力。这就是为什么有的人在想事儿太多时往往会出现记忆力下降的一个原因。当然,从脾受损伤来看,脾不能正常运化饮食,后天就失养,气血不足,记忆力会进一步下降。在此多说一句,对于痴呆患者,先看他吃饭怎么样,如果吃饭有问题了,先健脾胃,消化吸收好了,记忆力也会改善。

三是吃。这个可能是大家最关注的,吃什么能补脑?

中医讲以形养形。动物的脑髓对长期用脑的人有很好的补益作用,而且,部分动物脑髓还有治疗作用。例如《随息居饮食谱》记载:"羊脑,甘温,治风寒入脑,头疼久不愈者良",但注意"多食发风、生热。余病皆忌"。其他如猪脑具有补脑、止头昏的作用,但注意不宜多吃,吃多了易患筋软、阳痿。也是因为吃脑有补脑的作用,所以才让吃鱼头也变得火起来。当然,研究发现,鱼头含有蛋白质、氨基酸、维生素和大量微量元素,对健脑益智确实有益。脑为髓之海,骨髓也是补脑佳品。

另外,素食者还有一个很好的选择——核桃。对大脑生长发育有重要作用的物质主要有以下 8 种:脂肪、钙、维生素C、糖、蛋白质、B族维生素、维生素A、维生素E。核桃就是富含这些物质的代表，同时它还富含不饱和脂肪酸，这种物质能使脑的结构物质完善，从而使人具有良好的脑力。

动物内脏及其他血、肉制品也是很好的选择。动物内脏不但营养丰富，其健脑作用也大大优于动物肉质本身，因为动物内脏比肉质含有更多的不饱和脂肪酸。猪肝有养血补肝、健脑的功效。当然，猪瘦肉也有滋阴润燥的作用。牛肉具有健脾益胃、健脑的功效。鸡肉可以温中益气、健脑补脑。鸭肉具有滋阴养胃、利水消肿、补脑的作用。海参含有粗蛋白质、脂肪、钙等成分，具有补肾益精、健脑的功效。

其他，如红糖中所含的钙是糖类中最高的，同时它还含有少量B族维生素，这些对大脑的发育很有利。再比如豆芽、鱼虾类、海藻类、蜂蜜、豆类等，也是非常好的健脑食品。

我们可以选择的还有很多。

除了努力提高脑力，还要注意减少脑力的损伤，这样才可以长久。

伤脑方式

生活中，损害大脑的习惯也有不少。很多人可能在不知不觉中已经"中枪"了。

长期饱食。在伤脾胃的同时，还会增加体内痰湿，导致痰湿瘀滞于体内，气血不能正常上达头部，大脑气血不足，记忆力自然下降。现代研究表明，吃得过饱可以导致脑动脉硬化、脑早衰和智力减退等情况发生。

不吃早餐。上午为脾胃主时，却没有可以运化的食物，自然会气血不足，消耗先天肾精，必然伤脑。

大量吃甜食。甜食摄入过多，往往会影响蛋白质和维生素的摄入，导致机体营养不良，从而影响大脑发育。另外，甘多伤肾，而肾主骨生髓充脑，脑力如何全凭肾功能的支持，过食甜食，自然会伤脑。

长期吸烟。吸烟者，肺得不到充足的清新空气，导致体内所需气不足，气为血之帅，气虚则血虚，日久自然伤脑。现代研究发现，长期吸烟会使脑组织呈现不同程度萎缩，易患老年痴呆。

睡眠不足。人体消除疲劳的主要方式是睡觉，大脑更是如此。久视伤血，睡眠不足，气血自然损耗，也就伤脑了。观察发现长期睡眠不足或睡眠质量太差，会加速脑细胞的衰退，聪明的人也会变得糊涂。

另外，少言寡语、空气污染、蒙头睡觉、不愿动脑、带病用脑等，这些都会不同程度对大脑造成损伤。

合理用脑，才能保持大脑活力！

饭后百步走，活到九十九

饭后运动养脾

脾胃者，仓廪之官。脾主运化，主升清，主四肢，主肌肉。

"脾主一身之肌肉"，中医学所言之肌肉，包括现代医学所称的骨骼肌、心肌、平滑肌、脂肪、皮下组织及保持各部分位置相对稳定的横膈、网膜、系膜等所有肉质器官组织。现代医学所称的肌肉，中医古籍称为"分肉"。

清代医学家唐容川对"分肉"的诠解独辟蹊径，究其大意，即中医所谓的脾，实际包括人体腔内的大网膜、系膜以及膜上膏脂类物质，一身之肥肉与腔内之膏脂以及瘦肉与膜上之血管是两物一体；体腔内的膏脂属脾之气分，主生肥肉，网膜、系膜上的血管属脾之血分，主生瘦肉。也就是说，脾之气血盈亏关乎躯体肌肉之盛衰，脾与肌肉的关系密切。

肌肉分布于内脏和筋骨的外围，起着保护和固定作用，故《黄帝内经灵枢·经脉》生动地称"肉为墙"。肌肉与皮肤的纹理中医合称腠理，是外邪入侵人体的门户，卫气充足，则腠理致密，邪不得侵入；若腠理疏松，则外感病邪易乘虚而入，所以《黄帝内经灵枢·五变》云："肉不坚，腠理疏，则善病风。"

要想运脾，比较理想的方式就是运动四肢。养脾有"补"与"动"等方式，饭后散步体现了运动增强脾功能的思想，正所谓"动则生阳，生阳则脾得健运"。另外，脾主升清，胃主降浊，一升一降，需阳气推动。但这个运动需要有个度。

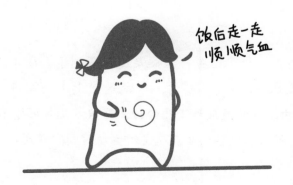

饭后走一走
顺顺气血

饭后运动的度

现代研究表明，患有高血压病、糖尿病的人，饭后马上运动会增加心脏负荷，容易导致头晕乏力，甚至昏厥；饭后大量的血液都供给胃部，贫血、低血压的人，饭后运动很容易造成脑部相对缺血，头晕眼花，增加摔倒的风险；患有慢性胃炎、消化性溃疡的人，饭后立刻运动，会增加食糜对胃壁的刺激，不利于胃黏膜修复。

现代研究说饭后不宜运动，俗语又说饭后百步走，到底该不该动呢？

关键还是一个度的问题。

"走"强调运动的方式，在这里告诉大家，这个"走"是"慢走"。大家是不是也有种感觉，饭后快走有可能会肚子痛。这就是告诉您，运动有点儿剧烈了。饭后只需要慢走，让阳气运行起来就行，这是对运动方式的界定。

百步，是个约数，大概是上百不到千。成年人 1 分钟慢走 60~80 步。100 步，也就是慢走 1 分钟多；不到 1000 步，也就是最多十几分钟，略快点儿有可能不到 10 分钟，不太长也不太短，这是对运动时间的界定。

饭后什么自然活动需要 10 分钟左右呢？收拾餐桌，刷碗呀。人生最浪漫的事，就是与相爱的人一起慢慢变老。所以，从现在开始，与爱人饭后一起收拾餐桌，一起刷刷碗吧。

要得腿不废，
走路往后退

往后退对腰好

这句话本意是说后退着走路有助于锻炼双腿。但是，现代医学认为，退步走对腰部的锻炼更好，为什么呢？

当人向前迈步时，动作是个屈髋收腹的过程。在此过程中，脊柱伸肌进一步被拉长，力臂很短；而与其对抗的腹肌又在远离脊柱的前方，力臂长。因此，脊柱伸肌只有费力地工作，才能与收腹所产生的力矩相平衡。这就进一步使脊柱伸肌负担加重，容易造成腰肌劳损。

反之，向后退步走的动作是一个伸髋腹的过程，既能使腰背部肌肉放松，又能使脊柱伸肌受到锻炼，活动能力增强，还能减少脊柱前屈时对腰部椎间盘的压力，从而使腰部血液循环得到改善，腰部组织新陈代谢提高。这种运动方式能有效地消除疲劳和腰部酸痛，很适合中老年慢性腰背痛病人。

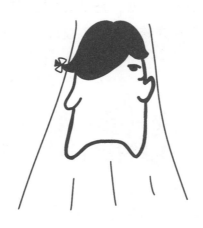

往后退易仰摔

唯一的一点儿问题是，老年人腿脚不灵便，在做一些平时就不熟练的动作时，往往会身体不协调，向后退时，如果脚底下稍微绊一下或者打滑，就会仰面摔倒。

人在摔跤时会有自我保护意识。如果是向前摔，手臂会帮助缓冲，降低危险。但仰着摔的话，根本不可能自我保护。这就造成两种结果，如果是屁股先着地，有可能出现腰椎、尾椎损伤；如果是头部先着地，很可能导致颅内血肿。

所以，退步走的方式还是要注意身体和地面条件。

腰好腿就好

"往后退"与"腿不废"有什么关系呢？看一下足太阳经筋的循行就知道了。足太阳经筋，起于足小趾爪甲的外侧，向上结于外踝，再斜向上结聚于膝部；在足背外侧循行的一支结于足跟，上沿跟腱结于腘部；从外踝分出的一支，结于腓肠肌部，上行至腘窝内侧缘，与腘部的一支并行上结于臀部；向上经躯干挟于脊柱两旁到项部。足太阳经筋有病，可见足小趾或足跟互相牵拉着疼痛、腘窝部挛急疼痛、脊背僵硬疼痛等。"往后退"可以充分放松足太阳经筋，足太阳经筋得到很好的休息，就不会出现腰腿连带的疼痛了。

所以，在条件允许的情况下，倒着走走，让足太阳经筋放松一下吧。

出汗不迎风，
跑步莫凹胸

出汗的时候要避避风，跑步时要扩张胸部。

出汗与风邪

风邪的特点是"善行数变"，有升发向上、向外促使肌肤疏泄开张、易袭阳位等特性。所以，称风邪为"百病之长"。

风邪侵犯人体常常滞留于皮肤之中，使腠理开合失常，经脉不能通调于内，卫气不能发泄于外，从而导致各种疾病。而风邪入侵不同的部位，就表现出不同的病证。除了青春期大家关心的痤疮与"劳汗当风"有关外，《黄帝内经》中还单列一节较为详细地进行了介绍。

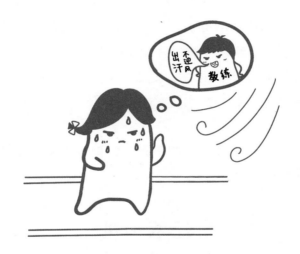

风邪来去迅速，变化多端，如果使腠理开张，阳气外泄，就表现出恶寒；如果使腠理闭塞，阳气内郁，就会身热烦闷，恶寒，饮食减少，发热，进而会使人肌肉消瘦，这种病称为寒热病。

风邪由阳明经入胃，循经脉上行至内眼角，如果病人身体肥胖，腠理致密，风邪不能向外发散，稽留于体内，就会郁而化热，形成热中病，表现为眼珠发黄；如果病人身体瘦弱，腠理疏松，阳气外泄，就会感到畏寒，形成寒中病，表现为不自主地淌眼泪。

风邪由太阳经侵入，遍行太阳经脉及其腧穴，散布在分肉之间，与卫气相纠结缠斗，会使卫气运行的道路不通畅，出现肌肉肿胀高起，进而产生疮疡；如果卫气凝涩，不能运行，那么就会出现肌肤麻木不知痛痒。

疠风病是营气因热而腐坏、血气污浊不清所致，所以使鼻柱被腐蚀破坏，皮色衰败，皮肤生疮溃烂。病因是风寒侵入经脉稽留不去，病名叫疠风。

不同的部位感受风邪，会伤到不同的内脏。风邪侵入五脏六腑的腧穴，沿经内传，也可成为五脏六腑的风病。腧穴是机体与外界相通的门户，若风邪从其气血衰弱场所入侵，或左或右，偏着于一处，就成为偏风病。

风邪由风府穴上行入脑，就成为脑风病；风邪侵入头部累及眼睛及其连属的组织，就成为目风病，表现出两眼怕风寒；饮酒之后感受风邪，成为漏风病；性生活后汗出时感受风邪，成为内风病；刚洗过头时感受风邪，成为首风病；风邪久留不去，内犯肠胃，则形成肠风或飧泄病；风邪停留于腠理，则成为泄风病。

可见，汗出时受风的危害有多大。

"跑步莫凹胸"又是什么意思呢？关键在心、肺。

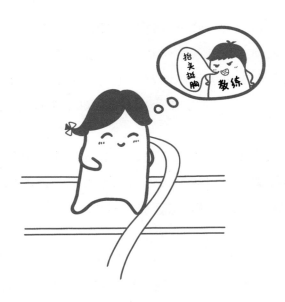

心、肺与宗气

跑步的时候，全身所需的气血明显增加，呼吸、心跳加快，抬头挺胸姿势可以使胸围增大，使肺活量增加10%~30%，这样就会让肺容纳更多的空气，提升血液的含氧量；同时，回心血量增大，心脏射血增多，使更多的血氧参与体内的新陈代谢，从而减轻人体的疲劳程度。相反，"凹胸"时，心、肺的压力会比较大，影响呼吸和心跳，从而影响到健康。

从中医角度来讲，胸中是天气与地气交会之所，肺为宗气化生之处，经呼吸进入人体的自然界清气与经饮食进入的水谷精气在肺结合而为"宗气"。宗气的主要生理功能一是贯心脉纵行气血，二是走息道而司呼吸。跑步时如果凹胸，宗气自然不足，宗气不足，功能不能正常发挥，自然影响心跳、呼吸，进而影响健康。

所以，抬头挺胸跑起来吧，出汗了，就找个避风的地方消消汗。

汗水没干，
冷水莫沾

很多人不喜欢周身汗渍渍的感觉，一出汗就喜欢用冷水洗脸、洗澡，寻找清凉的感觉。这个习惯有可能会害了您。

冷水灌汗致病

《张氏医通》记载："冷水灌汗，有形之水郁遏皮毛。闭其汗湿。所以身热疼重"。告诉大家，人在出汗时，皮下血管扩张，毛孔放大，血液循环加快，如果这时突然用冷水浇身，皮下血管会立刻收缩，汗毛孔也随即闭住，汗腺的分泌立即停止，身上散热的渠道就被堵死了，体

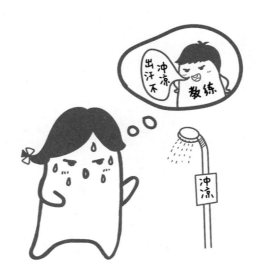

内的热量无法继续散发，而又因毛孔开放，被冷水的寒凉之气所伤，引起疼痛。

出汗后全身黏腻，怎么办呢？

出汗后处理

出汗，是人体的正常生理现象，从中医的角度来说，正常出汗可以帮助机体调节体温，排出体内的代谢废物，起到排毒的功效。另外，通过出汗还可以调节人体的阴阳平衡，自古就有出汗养生的说法。现代人也经常会选择运动、桑拿等方式主动排汗来促进机体排毒。

那么，出汗后该如何保养呢？

一是喝温水。出汗之后喝足够的温水，补充机体流失的水分，达到解渴补水的目的；也可以喝一杯温的淡盐水，在补水的同时也补充机体因流汗而损失的部分盐分。

二是擦干皮肤，再用温水洗澡。因为汗水不干时，即使洗温水澡也有"汗出见湿"的问题，容易得皮肤湿疹、痤疮之类的疾病。只有把皮肤擦干，不出汗了，这时再洗温水澡，把体表冲洗干净，才不会有湿气郁闭毛孔和湿气乘虚入侵人体的可能。如果擦干过程中有部分汗没有排尽，温水把毛孔打开，还可以清理余浊。注意是温水，不能太烫，否则可能烫伤皮肤。

所以，等汗消了，再洗个温水澡吧。

饭饱不洗澡，
酒后不剃脑

吃饱饭不洗澡，喝过酒不剃头。

人体就像一个容器，里面的气血相对固定，但在不同的情况下，分布位置不同，就会出现虚实的不同。虚的时候就是邪气容易入侵的时候。饭饱和酒后气血分布有自己的特点。

吃饱后气血归胃

吃饱后人体大部分气血汇聚到胃肠来消化、吸收食物，体表的气血就少了，这时候去洗澡，水气很容易进入体内。还有种说法是体表血液供应丰富，洗澡、搓澡会加速皮肤代谢，心脏就需要大量做功，又得分出去一部分气血，反过来又伤了脾胃。

隋代巢元方的《诸病源候论》中有"饱食沐发，作头风"。头风表现为头痛剧烈，反复发作，经久不愈。唐代孙思邈的《备急千金要方》中有"饱则伤肺，饥则伤气，咸则伤筋，酢（酸）则伤骨"的说法。而肺主皮毛，伤肺则皮毛的功能不足，洗澡时湿气就容易入侵。而湿邪为阴邪，易伤阳气，还重浊黏滞，一旦伤人，就不易恢复。

什么时候洗澡合适呢？饭后休息一两个小时再洗。

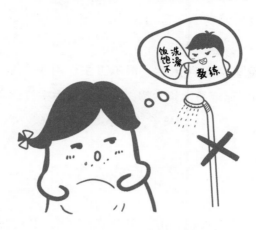

酒、肝与头发

酒后不剃头，有两方面的原因。

一是酒是辛散的，能让人毛孔张开，剃头肯定要洗，洗头的时候又有湿气，容易伤及人体，导致头风之类的疾病。

二是伤肝。因为酒苦甘辛，大热，有毒，入十二经，可以通行一身之表，引气至极高之分，到达头发末梢。发为血之余，而肝主藏血，主疏泄。酒使肝疏泄太过，则伤肝；再剃头，则耗伤肝血。

所以，酒后不剃头。

指甲常剪，
疾病不染

指甲经常修剪，不容易生病。

指甲缝里会积存污垢，很不卫生。用手拿东西吃时，指甲缝里的污垢容易污染食物，吃了沾有污垢的食物后，人容易生病。另外，指甲长了，不小心还会划破、抓伤皮肤。

指甲与肝的关系

从中医角度来说，肝，其华在"甲"，肝功能好，指甲就健康，肝功能不好，指甲就会出问题。指甲脆弱，易折断或开裂的，往往是肝血不足；指甲着色异常、增厚、变糙，往往是因肝主疏泄功能下降，体内垃圾排泄不出去导致的。正常修剪指甲，可以平衡肝功能与指甲藏灰、生活不便的关系。但如果过度损伤指甲，久之就会伤到肝，比如说过度"美甲"。

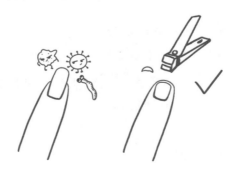

如何保持指甲的健康

指甲是由水和蛋白质组成的，有孔隙，会像皮肤一样呼吸。很多不健康的美甲往往阻断了指甲的呼吸功能，所以为了指甲的健康，还是要给大家以下建议。

1. 保持指甲干燥清洁，这样可以防止细菌或其他微生物在指甲内聚集，引起感染。

2. 不能过于频繁美甲。指甲表层有一层像牙齿表层釉质一样的物质，能保护其不被腐蚀。美甲时把指甲表层锉掉，指甲就失去了保护层，对酸性或碱性物质的腐蚀失去抵抗力。因此，经常美甲会引起指甲断折，颜色发黄或发黑。美甲产品还会妨碍指甲的正常呼吸，久之，伤指甲的同时，还可能伤肝。

3. 一些美甲产品含有挥发性溶剂，如酒精和甲醛，它剥夺了健康指甲所需的重要营养元素，因此要慎选甲油和洗甲水，最好选用无丙酮成分的洗甲水，因为丙酮除了会让你的指甲变得脆弱之外，还会在指甲上留有一层白色雾状物。

4. 如果脚趾甲很厚，难以修剪，就要在温水中泡脚（可以在水中加入少许盐）5~10分钟，待指甲变软后再修剪。

为了身体健康，一定要注意维护自己的指甲。

牙不剔不稀，
耳不掏不聋

总剔牙容易导致牙齿稀疏，频繁掏耳朵会导致听力下降。

剔牙和掏耳朵的习惯由来已久。相关考古学研究结果显示，早在两千多年以前，牙签就已经出现了，跟现代的牙签类似，古代的牙签多由竹子制作而成。而考古学家们挖掘出的制作于汉代、由黄金打造的牙签更证明剔牙由来已久。与牙签类似，挖耳勺的出现年代也非常早，在商代的古墓中就曾经出土两枚制作精美的玉制挖耳勺，这两枚挖耳勺形状特殊，雕花清晰逼真，相传它是殷王王妃的御用之物。

这两个历史悠久的小物件，总用也会出问题。总剔牙，牙缝会大；总掏耳朵，耳朵会听不清。

这是为什么呢？因为没有从根本上解决塞牙和耳垢增多。

先看看哪些人需要剔牙，当然是牙齿松动的人呀！

牙齿松动的病因

明代孙一奎所著《赤水玄珠》中记载："齿者骨之余，肾之标，寄于龈，养于气血。上龈属足阳明胃，下龈属手阳明大肠，是知齿者骨也，本乎乾元，以资始也。龈者肉者，本乎坤元，以资生也。譬之木生于土，就藉土以为养也。若动摇脱落，乃肾之本虚，以致标亦虚。至于生虫浮肿、牙宣出血、臭秽腐烂者，肠胃湿热壅盛也……除肾气虚衰，精元不固，齿无所养，浮豁不坚，隐隐而痛外，其余肿烂出血生虫等症，皆肠胃之疾，甚而龈烂齿落者，犹土崩而木倒也。其治在龈，龈坚则齿自固矣。"也就是说，牙齿松动，不外乎肾虚、肠胃湿热。

牙齿松动，导致塞牙，需要剔牙了，关键要治本，仅剔牙是不够的。再说了，剔牙还可能加重损伤。

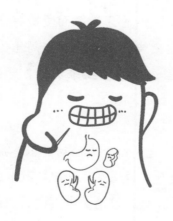

剔牙的说道

先来说牙签。

牙签可以清除牙齿间的污垢，如果牙签相对过粗，或者剔牙用力过大，就有可能损伤牙龈，导致牙缝进一步增大。此外，市面上在售的牙签多由木头或竹子做成，在制作和运输过程中，容易聚集大量微生物，其中不乏致病菌，如果长期使用有菌牙签，就又增加了对牙龈的损伤。

再看怎么剔牙。

如果确实需要剔牙，那么需要选择正确的方式。

先通过饭后漱口等方法清除牙齿中的残渣，再选用优质的木质牙签，沿着牙齿表面慢慢将牙签放入牙齿间隙中，轻轻地推出异物，避免刺伤周围的牙床。牙齿缝隙中的污垢应当选择用牙线来清除。牙缝比较大的人，建议使用间隙刷。

当然，关键是找到牙齿松动的根本原因，并进行治疗。如果仅是剔牙，再伤点儿牙龈导致出血，局部气血虚耗，就会出现《诸病源候论》中所说的"血气虚耗，风冷乘之，致令齿或龋或龈落"。这也就是牙越剔越稀的原因。

掏耳朵的原因

掏耳朵，掏的是什么？

掏的是耳垢，俗称耳屎，学名叫"耵聍"。它是耳道中的一种自然分泌物，其中含有氨基酸、溶菌酶、免疫球蛋白等物质，可以有效地保护耳道不受外界侵害，具有一定的杀菌作用。正常情况下，外耳道皮肤表面均会附有一层极薄的耳垢，暴露于空气中后结成淡黄色或褐色薄片，在咀嚼、张口等下颌关节运动中自行脱落并排出。如果耳道进水了，或其他原因导致生成的耳垢过多、耳垢太大，外耳道会因此被栓塞，就会导致耳痛、听力下降、咳嗽等不适症状，耳朵也可能有肿胀的感觉，称"耵聍栓塞"。这种情况就需要掏耳朵了。

还有一种情况是没有耵聍，但就是耳朵痒，想掏。

不管哪种情况，都是病态。《诸病源候论》中都有分析。

先看耵聍较多需要掏耳朵的。"劳伤血气，热乘虚也，入于其经，邪随血气至耳，热气聚则生脓汁，故谓之聤耳。"这时候，会出现耳中耵聍明显增多的情况，需要掏耳朵。但究其实质是因气血不足。

再看耳朵发痒需要掏耳朵的。有心火妄动引起的，有性生活不节制引起的，有过度劳累导致的，有中年之后，大病之余、肾水枯涸、虚火上炎所致的，都可能导致耳痒、耳鸣。

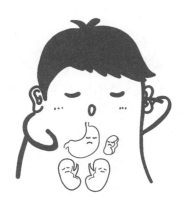

肾虚精脱与耳聋

上述情况下，如果在掏耳时用力不当，有损伤鼓膜的危险，可能直接造成耳聋。更常见的是损伤耳道，出现"劳伤血气"，如果再感受风邪，损伤肾脏而导致精脱，一样会导致耳聋。

所以，无论耳朵堵还是耳朵痒，都要先找到原因，将病因去除是关键。如果耳朵非常痒，可以临时用棉签蘸硼酸酒精轻拭外耳道，即使使用挖耳勺，也一定要小心谨慎；如果外耳道盯聍腺分泌旺盛，已经影响听力并感到异常发痒，则要及时到医院清理。处理后，关键还是在平日里多补足肾气，这样才能从根本上解决问题。

日出而作，
日落而息

太阳出来，就开始一天的劳作；太阳下山，就休息。

在《庄子·让王》中有"日出而作，日入而息，逍遥于天地之间而心意自得"的说法。原是对上古人民顺应自然生活方式的描述，现在多用于泛指单纯简朴的生活。

顺应自然的益处

古人日出而作、日落而息的生活是符合天人合一思想的。白天，阳气升发之时，人体的阳气也开始旺盛，表现出向外、运动劳作的状态；夜晚，阴气渐生，太阳下山，不再照耀大地，人体的阳气也随之收敛，人们就渐渐安静下来，找地方休息了。这是古人的生活智慧，是他们保持健康长寿的基本法则。

深入一些来讲，白天养阳气，夜晚养阴气。阳气主动，所以白天就要通过运动和劳动来锻炼肢体，使躯体稳固而健壮；阴气主静，所以夜晚就要通过睡眠和安静来补充能量，使精神宁静而安逸。这是最养生的方法，也是最基本的生活方式。

　　现代人的生活常常与此背道而驰。因为忙碌而通宵达旦，因为熬夜而晚起补觉，生物钟紊乱，对身体造成极大的消耗，各种慢性疾病不断增加，过劳死更是时有发生。

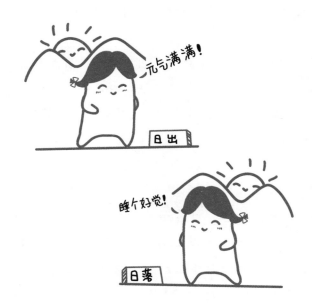

早睡早起不能一概而论

　　《黄帝内经素问·四气调神大论》曰："秋三月……天气以急，地气以明，早卧早起，与鸡俱兴……"，其中"早卧早起"说的就是这个道理。不过这是秋天的作息，并不是一年四季皆如此。

春三月为夜卧早起，广步于庭；夏三月为夜卧早起，无厌于日；冬三月为早卧晚起，必待日光。这是将一年四季的作息更精确地进行了描述，而这句"日出而作，日落而息"，让大家更容易把握时间——您只要跟着太阳走就可以了。

大家可能会觉得，现在工作、生活的压力不允许呀，怎么办？不要纠结。顺其自然，坦然地面对所有的事情，该做的就用心去做，做不了的，就考虑别的选择，首先内心不纠结，就减少了进一步的伤害。就如我们吃东西时，若是觉得好吃，就不要一边吃，一边想这里面有多少添加剂，徒增烦恼，加重损伤。必须要熬夜了，已经损伤了，及时止损，就别再心中懊恼了，徒增一层心理负担，又增加一层损伤。是不是这个道理呢？一切顺其自然，自然而然地生活吧。

眼睛是心灵的窗户

眼不见，心不烦

人看四相，富贵难忘；
马看四蹄，便知良骑

生人不生胆，
力大也枉然

树活一张皮，
人活一口气

树怕没根，
人怕没志

笑一笑，十年少；
愁一愁，白了头

菜无心可活，
人无心必亡

人靠心好，
树靠根牢

欺山莫欺水，
欺人莫欺心

家无主心骨，
扫帚颠倒竖

面由心生

千枝连根，
十指连心

……

形神
调养篇

心，一身之主

《黄帝内经素问·灵兰秘典论》曰："心者，君主之官也，神明出焉。"对于一个人来说，心脏就如同一个国家的君主一样，掌管着这个人的所有组织器官，让它们共同维持这个人的生命。中医所谓的"神"，古字形由表示祭台的"示"和表示雷电的"申"构成，它的本义是天神，通常是作为人体生命活动现象的总称而出现的。它包括了大脑的精神、意识思维活动，以及脏腑、经络、营卫、气血、津液等全部身体活动功能及表现。"明"，由"日"和"月"组成，本义是日月交辉而大放光明。个人认为，"明"还代表着阴阳相合。日为阳之本，月为阴之本，阴阳相合，才有生命。因此，这句话是告诉大家，心脏决定着生命。心脏如此重要，才会有那么多强调心脏的俗语出现。

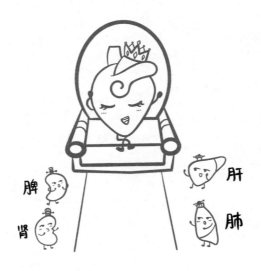

脾

肾

肝

肺

菜无心可活，
人无心必亡

菜被打去了心，还能活着；人没有心，肯定活不了了。

西医对心的认识

人的心脏位于胸腔中部偏左下方，横膈膜之上，有心包卫护于外，大约有一个拳头那么大。心跳停止（或者无效性颤动）10~20 秒，即发生意识障碍，出现晕厥、抽搐、昏迷，60 秒左右开始有脑细胞死亡，到大约 6 分钟的时候，全部脑细胞死亡，人就彻底死了。目前，西医对心脏生理功能的认识还在进一步研究中。

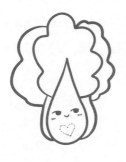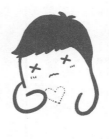

有人把心脏比作一个"泵"。心脏把血液回收再运送到全身，为人体提供氧气以及各种营养物质，并带走身体的废物，维持人体新陈代谢的需要，使人体的细胞能维持正常功能，保持体内环境稳定。心脏的泵血数量和速度是随着人体功能的变化而变化的。另外，心脏还是个内分泌器官，它可以合成人体所需的某些物质，使血管变得平滑且可以舒张，促进肾脏排水。

中医对心的认识

中医又是如何认识心的呢？"心"的功能十分强大。心为神之居、血之主、脉之宗，起着主宰生命活动的作用，"君主之官"就是中医对心功能的高度概括。心的生理功能主要有两方面：一是主血脉，二是主神志。

心主血脉包括主血和主脉两个方面。心气推动血液在脉中运行，流注全身，营养、滋润全身，周而复始，人才能一直保持生命。中医理论认为，心脏的正常搏动主要依赖于心气。心气旺盛，才能维持血液在脉内正常运行，周流不息，营养全身。心主血脉功能失常，会引起一系列病变。如果心气不足无力推动血液运行，轻者会心慌胸闷，面色无华，体虚无力；重者胸部闷痛，面色灰暗，口唇青紫，脉搏节律不整。如果心血不足，脉道不充，就会出现心悸，面色、口唇苍白，脉细无力等表现。

心主神志，说的是心主管一切生命活动。《黄帝内经》中有"所以任物者谓之心，心有所忆谓之意，意之所存谓之志，因志而存变谓之思，因思而远慕谓之虑，因虑而处物谓之智""心者，神之舍也""心者，五脏六腑之大主也，精神之所舍也"，说明了心与神志之间的关系。心主神志的生理功能正常，则神志清晰，思维敏捷，精力充沛；如果心有病变了，自然会影响到神志活动，就可能出现失眠、多梦、反应迟钝、健忘、精神萎靡、神志不宁，严重的可能会胡言乱语甚至昏迷。

事实上，心主神志与心主血脉的功能是密切相关的。《黄帝内经》中有"心藏脉，脉舍神"，还有"血者，神气也"。因此，心主血脉的功能异常，必然会出现神志的改变。也就是说，两种情况经常同时出现。

无论是从中医还是西医的角度来看，心，对于人来说，都是一个非常重要的存在。"心"好，才平安。

人靠心好，
树靠根牢

这句话的意思主要是说，树要长得好，长得高，成为参天之材，必须要有好的根系。如果根扎得不深、扎得不稳的话，树很快就会被风吹折。同样的道理，做人也应该扎深根，扎稳根。而这个根，指的就是心。

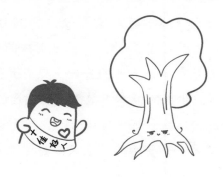

什么是心好

《黄帝内经》在说明心为君主之官的同时，还告诉大家，"主明则下安，以此养生则寿，殁世不殆，以为天下则大昌"。可见心阴阳功能协调的重要性。心阴阳功能协调也就是"心好"。大家看，这个"好"字由一"女"一"子"组成，女代表阴，子代表阳，也是阴阳协调之意。所以说，心好有赖于心的阴阳功能协调。

人靠心好。什么是心好呢？我们常说的心好，往往是与善良相关。这就是中国文化的魅力所在，将深奥的医学原理与生活现象结合。如何理解心好与善良之间的关系呢？

心好与善良之间的关系

《黄帝内经灵枢·本神》曰："天之在我者德也，地之在我者气也。德流气薄而生者也，故生之来谓之精，两精相搏谓之神……"而心又是"神之舍"。这心就应该与天"德"相顺应。什么是"德"？《庄子·外篇·天地》曰："物得以生谓之德；未形者有分，且然无间谓之命；留动而生物，物成生理谓之顺"，天地形成的前期，没有万物，混一的元气就是天地的开始，只有元气万物没有成形，万物得以生成的根本叫做德。也就是说，"德"表现在天让地形成万物，那心与其相顺应，就要成就万物。所以，才有了《论语》中的"上天有好生之德，大地有载物之厚，君子有成人之美"，这也是一种顺应天道的行为，也就有了《了凡四训》中劝子孙行善的家训。这都是为了顺应自然规律。

一个人心怀善良，处处为别人着想，当别人有困难时，伸出自己温暖的双手，人都会有感恩之心。当你有困难的时候，别人也会帮你，这是自然的道理。1979 年获得诺贝尔和平奖的特蕾莎修女，她的仁慈可以使交战中的双方立刻停火，等她把战区里的妇女、儿童都带出去之后再继续开战。这是一种什么样的力量？！她是"心好"的代表。

作为一个普通人，心好，除了善良，还应有敬畏之心。人生在世，应该要有所敬畏。朱熹说："君子之心，常怀敬畏。"人要敬畏什么呢？孔子曰："君子有三畏：畏天命，畏大人，畏圣人之言。"

如果能善待万物，又常存敬畏心，那就能"心好"了。

欺山莫欺水，
欺人莫欺心

"山仁水智" 大智慧

前半句是指山中有百忌，宜慎言慎行，但蓄水之处比高山密林更危机重重，稍有不慎，可能溺毙。

《论语》中记载"知（同智）者乐水，仁者乐山；知者动，仁者静……"简单一点儿说，就是山仁水智。仁对应的五行是木，对应的季节是春天。春天草长莺飞，万物生机勃勃，这是大自然的仁，以生万物。智对应的五行是水，"水利万物而不争"，这是一种大智慧。仁者乐山，是因为山中林木众多，与智者乐水一样，都是同气相求。

山水的不同属性

正因为山和水的属性不同，也就有了欺山莫欺水的说法，而事实也是如此。山是显现于外的，属阳。有什么样的危险，大多可以提前看得到。登山时，如果不慎滑落，往往会有林木拦挡，不会有生命危险，损伤阳气不明显，坚持的时间较长。所以，山中遇险，生还的机会较多。而水则不同，水是低下内敛的，属阴。水下有什么危险，往往看不到。人一旦落水，损伤阳气较重，坚持的时间较短，所以，水中遇险的，生还机会较少。

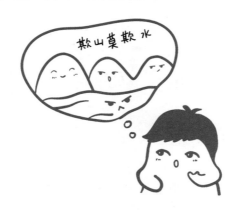

"欺人莫欺心"的原因

"欺人莫欺心"也一样，身体上的损伤是可见的，能够估量，可以补偿；心灵上的伤是看不到的，无法估量，也就无法补偿。所以，给人造成心灵上的伤害要比肉体上的伤害严重得多。这个不难理解，争吵打仗的双方即使致人伤残，当和谈后，还有一笑泯恩仇的可能。平素交往甚好的朋友，却会因为一句伤人感情的话而从此陌路。

还是因为那句话："心者，君主之官，神明出焉。"决定一个人行为的是内在的心。它深不可测。

家无主心骨，
扫帚颠倒竖

什么是"主心骨"

意思是说家里如果没有一个当家做主的，就连放扫帚这种小事都乱套了。这里没有主心骨，并不是没有人，而是没有思想的领导者。"主心骨"的说法就是借用"心"在精神层面的重要领导作用。

《礼记》中有"心不在焉，视而不见，听而不闻，食而不知其味"，说明心神一旦出现了问题，不能正常指导精神状态了，一切秩序就都乱了。

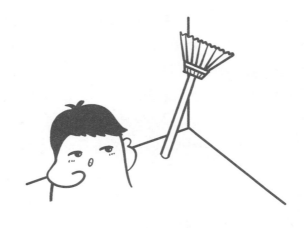

心理是身体发挥功能时的精神表现

《黄帝内经素问·阴阳应象大论》曰："阴在内，阳之守也；阳在外，阴之使也"，告诉大家，人体阴阳各自的职责和它们之间相互依存的关系。对于心而言，有形的心在胸腔里，是属阴的；心的功能活动，是属阳的。有形的心是在外的所有功能活动的物质基础，而所有功能活动又是内在的形体在外发挥功能的表现。这两者之间的关系，可以从身体与心理的关系来理解。身体是心理的物质基础，心理是身体发挥功能时的精神表现。因为两者互相依存，所以，中医治疗疾病是身心共治的。这也是中医自古没有专门的心理医生的原因。

心脏移植之后的改变

再给大家举个例子。一些做过心脏移植手术的人，身体上的异常表现，很直观地说明心对人的影响究竟有多大。

美国马萨诸塞州芭蕾舞蹈家克莱尔·西尔维亚 47 岁时接受了心肺移植手术。术后，原本性格平和的西尔维亚开始变得易冲动、富有攻击性，并且爱喝啤酒，吃本来并不喜欢的青椒和炸鸡块。此外，她对衣服的品味也发生了改变。术前她喜欢亮色，术后却开始喜欢冷色调。所有这些新的嗜好都与她心、肺的捐赠者一致——那是一名死于车祸的 18 岁男孩。就连她走路的姿势都男性化了。手术前身为单身母亲的她还有找个男朋友的想法，术后竟然没有了。这些发现是因为她在梦中与心脏捐赠人"相遇"，获知了他的名字，然后根据梦中信息，找到了男孩的家人，最终获得的验证！

我国也有过类似的案例。2007 年 4 月 26 日，中国中央电视台《走近科学》栏目播出了换心人杨孟勇的案例。杨孟勇于 2000 年在哈尔滨医科大学附属第二医院接受了心脏移植手术，时年 57 岁，心脏供体是一名二十多岁男性脑死亡病人。出院后，杨孟勇在性格、饮食、行为习惯等方面都发生了明显的变化。术前性格比较温和，术后变得急躁易怒。饮食上，杨孟勇以前对小孩们爱吃的零食没有兴趣，术后却开始对零食上瘾。在行为习惯方面，曾经足不出户的杨孟勇开始热爱跑步、跳绳等运动，一向沉闷的他变得生龙活虎。以前被子不叠，衣服乱扔，衣着不讲究，现在不仅衣服叠得整整齐齐，而且专找儿子的衣服穿，还频频照镜子梳头。

美国亚利桑那大学心理学家加里·施瓦茨在对心脏移植案例进行研究后认为，捐赠器官的细胞能回忆起以前身体所实施的指令，接受器官移植的病人必然会从器官捐献者身上"继承"某些基因。这些基因决定了人的思维和行为方式，甚至还有口味偏好。他还提出，人体所有的主要器官都拥有某种"细胞记忆"的功能，可随器官将记忆由供体转移到受体身上。

底特律西奈医院的生理学家波尔·皮尔索尔也关注到因植入供体器官而导致性情发生改变的现象。他最后得出结论：心脏里贮存着大脑受其支配的信息，因此，心脏一旦植入受体体内，便开始作用于新的主人，改变他的性格和习惯。不过目前，这种"心脏具有记忆功能"的观点还未获得主流医学界的认可，而中医心主神志的认识早在几千年前就有了。所以说，变心了，是很严重的事儿。

面由心生

一个人相貌的善恶是由心来调节的。

心"其华在面"

从生理基础上来说，心的气血盛衰、神的状态，都可以从面部的色泽表现出来。这就是《黄帝内经》在说明了"心者，君主之官，神明出焉"之后，又提出"其华在面"的含义。

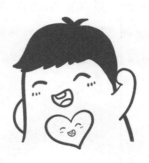

"华"，有荣华外露的意思。面部色泽中，"色"，血色，反映气血的盛衰；"泽"，面部的光泽，最能反映神态。因此，中医更多地关注人的面色与光泽。

人的面部可以反映出全身的状态

《黄帝内经灵枢·五色》曰："庭者，首面也；阙上者，咽喉也；阙中者，肺也；下极者，心也；直下者，肝也；肝左者，胆也；下者，脾也；方上者，胃也；中央者，大肠也；挟大肠者，肾也；当肾者，脐也；面王以上者，小肠也，面王以下者，膀胱子处也……"详细介绍了脏腑组织与面部的对应关系。

额头，反映头面部的疾病；眉间偏上，反映咽喉的疾病；两眉之间，反映肺的疾病；两眼之间，反映心的疾病；两眼之间直下的鼻梁，反映肝的疾病；鼻梁左侧与颧骨间的部位，反映胆的疾病；鼻尖，反映脾的疾病；鼻尖两侧略向上的部位，反映胃的疾病；面部正中央，反映大肠的疾病；面中央两侧的两颊部位，反映肾的疾病；肾属的颊部下方，反映脐部的疾病；在鼻尖以上两颧之内的部位，反映小肠的疾病；鼻尖以下的人中处，反映膀胱、子宫的疾病……

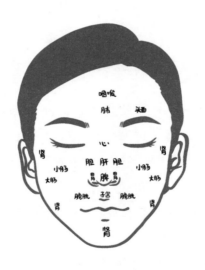

五脏六腑在面部各有各的范围。因为心为"君主之官"，主管其他脏腑的血脉供应，其光泽显示于面部。心的功能正常，血脉运行顺畅，那面部就表现为红润有光泽。如果心神不循正路，血脉异常，那面部就会颜色晦暗，无光泽。所以，就有了面由心生的说法。

千枝连根，
十指连心

树上所有的树枝都与树根相连，人的所有手指都与心脏相连。比喻外部与内部紧密相关，而且不可分割。

手指与心的联系

心作为"君主之官"，对各脏腑有调控作用。手指是手三阴经和手三阳经表里经相交接的地方。每一手指都分属不同的经脉，每一经脉都有自己所络属的脏腑。其中，拇指是手太阴肺经所过，示指（食指）是手阳明大肠经所过，这两指可以反映肺与大肠的功能；中指有心包经走行，环指（无名指）有三焦经走行，这两指可以反映心包与三焦的功能；小指有心经和小肠经所过，它可以直接反映心和小肠的功能。任何一个脏腑受到损伤都会影响到心，心的功能出现异常也会影响到各个手指。

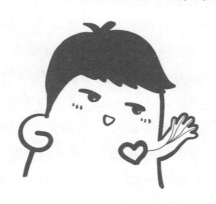

心部于表

《黄帝内经》中还有"脏有要害，不可不察……心部于表，肾治于里……"，隋唐杨上善《黄帝内经太素》亦提到"心为五脏部主，故得称部"。这里说的"心部于表，肾治于里"是从气机运行特点上来说的。"气机"，就是人体气的运动方式，主要包括升、降、出、入四种。心为阳中之太阳，所以它的气机主"出"，荣养于表；肾为阴中之阴，所以，其气机主"入"，治于里。心部于表就是通过心的气机主"出"的特点，将心之气血阴阳布散于表，从而使心与皮表的关系密切相关，这种功能建立在心藏神、心主血脉的功能基础之上。而暴露于外的手指，是心的气机部于表的重要部位。大家都知道"心灵手巧"这个词，这也是"心部于表"的一个重要体现。

冻疮与心的关系

还有一种现象，冬天有的人手上经常会生冻疮。冻疮的表现是先痛，再痒肿，后溃烂成疮。而在《黄帝内经》中还有"诸痛痒疮，皆属于心"的说法。这一说法，也可以更好地阐释"心部于表"这一气机特点。有一种针灸治疗冻疮的方法可以佐证，用"豹文刺"，在患病部位的前、后、左、右多处刺破小血管，排出瘀血。它属于《黄帝内经》针法中"五刺法"的一种，是用于治疗"心"病的一种古代针法。疗效非常好，并且患处无痛。

当然，其他部位的冻疮也可以用这种方法进行治疗。

观手断病

除此之外，临床中有许多中医大家会根据体表的细微表现来判断疾病的轻重与转归，如被称为中医奇才的李阳波，就能从手的微妙变化来判断一个人是否有先天禀赋不足。怎么判断呢？通过小指的长短、粗细、弯曲来判断，如果小指长度达不到环指（无名指）的第二指间关节处，那么此人先天禀赋一定不足，如果不仅短，还细、弯，那小时候肯定有容易尿床、生长发育缓慢等肾虚症状。此为司外揣内最直观的表现，其理论基础就是"心部于表"。

眼睛
是心灵的窗户

眼睛和心的关系

《黄帝内经》记载："夫心者，五脏之专精也，目者其窍也，华色者其荣也，是以人有德也，则气和于目；有亡，忧知于色""目者，心之使也"等内容，介绍的就是眼睛与心之间的关系。"专精"的"专"指纯净，"精"指精华。因为心是五脏六腑之大主，脏腑精气任心所使，所以称心为五脏之专精。目赖脏腑精气所养，视物又受心神支配，因此，人体脏腑精气的盛衰，以及精神活动的状态，均能反映于目，也就有了双目是心的外窍的说法，光华色泽是心荣养于外的表现。所以，一个人在心里有得意的事，则神气和悦于两目；假如心有所失意，则表现出忧愁之色。

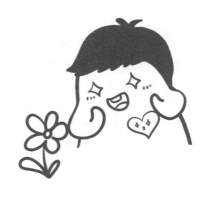

眼神即心神

眼睛在《黄帝内经》中又称为"悬阳"——高悬的太阳，有正大光明之义，所以我们常说"眼正则心正"，眼睛可以反映出心神的动态，正如孟子所言："存乎人者，莫良于眸子。眸子不能掩其恶。胸中正，则眸子瞭焉；胸中不正，则眸子眊焉。听其言也，观其眸子，人焉廋哉？""画龙点睛"的意义就在于此。一般来说，眼珠黑白分明、光洁清亮者，心境多单纯通透；眼目混浊或血络多者，多为情伤或人生打击而致；眼神飘忽不定，往往心中藏事较多；目光呆滞，则多为魂魄受伤；眼睛越大，心神的耗散就越多……眼睛既是凝神之所，又是散神之地。另外，一个人的语言和行为有时具有欺骗性，但心的贪、嗔、痴、慢、疑，心的忠诚与坚定，都可以从眼睛中读出。

眼不见，
心不烦

眼不见，心不烦，比喻只要没有看见或不在眼前，就不会为此操心或烦恼。其实这是对"眼睛是心灵的窗户"进一步的解读。

"见"字解读

"见"字主要有三个层面的含义：一是看到、看得出、显得出，这是唯物的层面，其主体是物，人则是一个被动的反映者；二是对事物观察、认识、理解，这是人的判断和思考、思想，这是唯心的，是一个由心到物的过程；三是会晤、接触，这是行动的范畴。一个"见"字，就包涵了王阳明"知行合一"心学理论的核心思想。也就是说，"眼见"是既看到了东西，又感应于心，还让内心产生了一系列想法。

"烦"字解读

再说一下"烦"。《说文解字》中说："烦，热头痛也，从页，从火。"这是"烦"字的本义，指头痛发热。怎么理解呢？"火曰炎上"，向上、发热是火的特点，因此，热得在上的头部都痛，就是烦。后又引申为苦闷，心情不舒畅，等等。用作动词时，引申为使人劳烦、厌烦。

结合《黄帝内经》提到的"目者心之使也，心者神之舍也"，眼见不到，自然也就不会扰动心神了。而心五行属火，扰动心神，就会动心火，火上炎导致头部不适，就会"烦"。

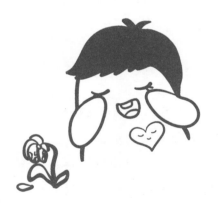

五脏与眼睛的关系

《证治准绳》曰："目，窍于肝，出于肾，用于心，运于肺，藏于脾"。说明了眼睛与五脏的关系。眼睛作为"五脏六腑之精"与心这个"五脏之专精"之间的关系，尤为关键。

"闭目养神"的中医理解

"眼不见，心不烦"还有一层意思。都听说过"闭目养神"吧？闭上眼睛不但可以养目，而且可以静心。心静则神安，神安则灾病不生。遇到繁杂吵闹的场合、自己不愿看的场面，又不便避开之时，可以选择"视而不见"，不动心，也就可以避免扰动心神而生烦恼了。

如何闭目养神

那么怎样闭目养神呢？也有方法！闭目养神时要注意做到八个字：放松、入静，顺其自然。这样才能使全身经络疏通、气血流畅。可以在工作、学习间隙，选一安静处闭目独坐，排除一切外界干扰，放松思想感情，使大脑处于静止状态，无所思念，无所顾虑，安心养神。不要小看这闭目的几分钟，它可使你快速"充电"，获得能量。晚上睡不着觉，最好的选择也是"闭目养神"，以静其心，而不是选择读书、看报。在"闭目养神"的同时，如果能再配合练眼功，就能很好地改善头晕眼花、视物模糊、眼睛干涩、眼肌疲劳等症状。具体做法：轻闭双眼，用两手拇指从眼内角向外擦 24 次，或将两手四指并拢，以指面在两目上向外轻轻转摩 24 次，再向内转摩 24 次。不妨试试，一定会从中获益。

人看四相，富贵难忘；
马看四蹄，便知良骑

望诊

四相指的是一个人的面相、气色、骨相和肉相。"四蹄"不单是说马的四只蹄子，而是要仔细观察蹄子的四个部位，分别是蹄缘、蹄冠、蹄壁及蹄底。这句话是说通过观察一个人的外在表现，即可判断其健康状况；通过看马的蹄子，就知道它是不是善于奔跑。这种判断是有生理基础的，这也是中医望诊的依据所在。所谓"望诊"，就是运用视觉，对人体全身和局部的一切可见征象以及排出物等进行有目的的观察，以了解健康或疾病状态。

先从马说起。对于马来说，判断一匹马是否是良驹，关键看这匹马的耐力和速度。而马的蹄子一直与地面摩擦，是主要的消耗部位，如果马蹄的形状与长势不好，就说明这匹马气血不足，耐力和速度就一般了。那人呢？下面重点说说人的四相望诊基础。

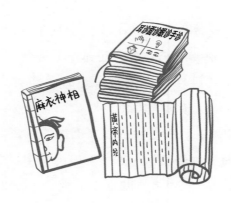

面相

面相由五官及由五官形成的不同分区组成。

《黄帝内经灵枢·五阅五使》曰："五官者，五脏之阅
也……鼻者，肺之官也；目者，肝之官也；口唇者，脾
之官也；舌者，心之官也；耳者，肾之官也……以候五
脏。故肺病者，喘息鼻张；肝病者，眦青；脾病者，唇
黄；心病者，舌卷短，颧赤；肾病者，颧与颜黑。"告诉
大家什么呢？通过观察五官可以判断五脏的疾病。当然，
面相的五官指的是相术学中的五官，其差别在于，没有
舌，而是眉。《针灸甲乙经》中记载："美眉者，足太阳之
脉血气多，恶眉者，血气少也"，说明眉毛的盛衰与血气
的多少有关。

另外，《黄帝内经灵枢·五色》曰："明堂者，鼻也；
阙者，眉间也；庭者，颜也；蕃者，颊侧也；蔽者，耳门也。其间欲方大，去之十步，皆见于外，如是者寿，必中百岁"。说明了长寿者的面部外观特点。《黄帝内经》中还介绍了五脏在内、六腑在外的面部对应脏腑的规律，告诉我们，颜色与部位相对应，有病都不怕，很快就会好，具体五脏六腑和四肢在面部的对应部位也进行了介绍。《黄帝内经灵枢·五色》曰："庭者，首面也；阙上者，咽喉也；阙中者，肺也；下极者，心也；直下者，肝也；肝左者，胆也；下者，脾也；方上者，胃也；中央者，大肠也；挟大肠者，肾也；当肾者，脐也；面王以上者，小肠也；面王以下者，膀胱子处也；颧者，肩也；颧后者，臂也；臂下者，手也；目内眦上者，膺乳也；挟绳而上者，背也；循牙车以上者，股也；中央者，膝也；膝以下者，胫也；当胫以下者，足也；巨分者，股里也；巨屈者，膝膑也。"这是中医面部望诊的疾病部位判断基础。

气色

气色指面部皮肤的色泽。气色看后天调养的情况。好气色是通过规律的作息、健康的饮食和良好的心态养出来的。当然，也有通过色泽的异常来进行诊断的。肝色青，心色赤，肺色白，脾色黄，肾色黑。并且，内脏的精气表现于外的光华——赤色应该像顶级的白色丝质布包裹朱砂一样，红润而不显露，不应该像赭石那样，色赤带紫，没有光泽；白色应该像鹅的羽毛，白而有光泽，不应该像盐那样白而灰暗；青色应该明润如璧玉，不应该像靛青染成的蓝那样青而沉暗；黄色应该像丝包着雄黄一样，黄而明润，不应该像黄土那样，枯暗无华；黑色应该像重漆之色，光彩而润，不应该像地苍那样枯暗如尘。这是五脏色泽好坏的判断标准。《黄帝内经素问·三部九候论》曰："五脏已败，其色必夭，夭必死矣"，就是说，五脏已经衰败了，五脏对应的色肯定没有光泽，没有光泽了肯定就离大去不远矣。

骨相

骨相就是指人的骨骼特征。骨相是一个人外貌的基础，先有骨骼，骨骼的形状决定皮肉的走向。男女的骨骼有区别，大人和小孩的骨骼也有很大的区别。未成年人会因为外界条件的变化主动改变骨骼的位置，骨骼在人体成长期不断生长变化，直到骨骼完全成熟，才定型。肾主骨，生髓，充脑。因此，骨的发育情况与肾的功能有关。这也就是为什么当未成年人用药伤肾时，可能会影响到他骨骼的发育。

另外，不同部位骨的特点也可以反映不同脏腑的功能情况。《黄帝内经灵枢·师传》曰："五脏六腑者，肺为之盖，巨肩陷咽，候见其外……五脏六腑，心为之主，缺盆为之道，骺骨有余，以候䯏骬。"意思是说，在五脏六腑中，以肺的位置最高，为五脏六腑的华盖；可以通过肩部的上下动态、咽部的升陷情况，来测知肺的虚实。

心为五脏六腑的主宰，缺盆为血脉运行的主要通路，观察缺盆两旁肩端骨距离的远近，再配合观察胸骨剑突的长短，就可以测知心脏的大小、坚脆等情况。《黄帝内经灵枢·本脏》曰："无𩩲骬者，心高；𩩲骬小短举者，心下；𩩲骬长者，心坚；𩩲骬弱小以薄者，心脆。𩩲骬直下不举者，心端正；𩩲骬倚一方者，心偏倾也……巨肩反膺陷喉者，肺高；合腋张胁者，肺下；好肩背厚者，肺坚；肩背薄者，肺脆；背膺厚者，肺端正；胁偏疏者，肺偏倾也……广胸反骹者，肝高；合胁兔骹者，肝下；胸胁好者，肝坚；胁骨弱者，肝脆；膺腹好相得者，肝端正；胁骨偏举者，肝偏倾也。"就是说，心、肺、肝的高下、坚脆、端正、偏斜的情况可以通过骨骼的特点来判断。胸骨剑突不明显者，心脏的位置高；胸骨剑突短小、高突者，心脏的位置偏低；胸骨剑突长者，心脏坚实；胸骨剑突软小、薄者，心脏脆弱；胸骨剑突直向下而不突起者，心脏端正；胸骨剑突偏向一边者，心脏倾斜不端正。两肩高耸，胸部突出而咽喉内陷者，肺脏位置高；两腋内敛，胁部外张者，肺脏位置低；肩背部肌肉厚实者，肺脏坚实；肩背部肌肉薄者，肺脏脆弱；胸背部肌肉厚实者，肺脏端正；肋骨偏斜而稀疏者，肺脏偏斜。胸部宽阔、肋骨外张者，肝脏位置高；肋骨低而内收者，肝脏位置低；胸胁发育健壮匀称者，肝脏坚实；肋骨软弱者，肝脏脆弱；胸腹部发育良好、比例匀称者，肝脏端正；肋骨偏斜外突者，肝脏偏斜。

肉相

肉相，就是肌肉了。《黄帝内经灵枢·本脏》曰："脾应肉，肉䐃坚大者，胃厚；肉䐃么者，胃薄。肉䐃小而么者，胃不坚；肉䐃不称身者，胃下，胃下者，下管约不利。肉䐃不坚者，胃缓；肉䐃无小裹累者，胃急。肉䐃多小裹累者，胃结，胃结者，上管约不利也。"意思是说，脾脏外应肌肉，肌肉坚实肥厚的人，胃壁的肌肉就肥厚；肌肉松软瘦薄的人，胃壁的肌肉也薄。胃不坚实的人，肌肉隆起小而薄；胃位置低下的人，肌肉瘦薄而与身体不相称；胃的位置低下，则胃的下口紧缩而不通利；肌肉不坚实的人，胃松弛；胃紧急的人，肌肉没有细小颗粒；肌肉小颗粒多的人，胃就屈曲不舒；胃屈曲不舒，胃上口也就紧缩而不通利。人的脏腑与体表是内外相应的，因此，通过观察人体脏腑与其相对应的组织部位等外形的变化，就可以知道是人体哪些脏腑产生了病变。

不同属性人的不同特点

《黄帝内经灵枢·阴阳二十五人》中系统介绍了不同类型人的身形特点、性格行为习惯，以及何时易患疾病等内容。"木形之人……其为人苍色，小头长面，大肩背，直身，小手足，好有才，劳心，少力，多忧劳于事。能春夏不能秋冬，感而病生……火形之人……其为人赤色，广䏚，锐面小头，好肩背髀腹，小手足，行安地，疾行摇肩，背肉满，有气轻财，少信多虑，见事明，好颜，急心，不寿暴死。能春夏不能秋冬，秋冬感而病生……土形之人……其为人黄色，圆面大头，美肩背，大腹，美股胫，小手足，多肉，上下相称，行安地，举足浮，安心，好利人，不喜权势，善附人也。能秋冬不能春夏，春夏感而病生……金形之人……其为人白色，方面小头，小肩背，小腹，小手足，如骨发踵外，骨轻，身清廉，急心，静悍，善为吏。能秋冬不能春夏，春夏感而病生……水形之人，比于上羽，似于黑帝。其为人黑色，面不平大头，廉颐，小肩，大腹，动手足，发行摇身，下尻长，背延延然，不敬畏，善欺给人，戮死。能秋冬不能春夏，春夏感而病生……"

　　以上介绍了五种不同形态人的外形、心理、疾病特点。通过观察人的体貌特征，也就是"相"，可以初步判断这个人的生理和心理健康状况，这是《黄帝内经》中的部分望诊基础知识。可以看出，不同的相有不同的心理特点，而心理会受各种因素的影响而发生改变，心理改变，日久体貌特征也会改变。所谓"相由心生"，即个人的心理健康决定了其行为，人的行为慢慢地也会改变其外在的相。

生人不生胆，
力大也枉然

胆的位置与功用

胆，在右胁内，附于肝的短叶之间，形若悬瓠，呈囊状，《黄帝内经》称其为"中精之府"，现代称之为"胆囊"。胆内贮藏胆汁，是一种清净的黄绿色苦汁，内含多种消化酶，可以辅助消化。胆经与肝经相互络属，构成表里关系。

肝胆关系

肝主仁，仁者不忍，故以胆断，仁者必有勇也。所以有"胆者，中正之官，决断出焉"的说法。《类经》进一步做出解释："胆附于肝，相为表里，肝气虽强，非胆不断，肝胆相济，勇敢乃成。"因此，胆气壮实，决断无差，使人行为果敢而正确。胆气虚馁，则虽善谋虑，而不能决断，事终难成。

"力"的解释

"力"在这里是指人筋肉的效能。在没有决断力的前提下，只靠力量，没有方向，是无法完成任何事业的，甚至有可能适得其反。

因此，"生人不生胆，力大也枉然"，强调的是决策的重要性。

树活一张皮，
人活一口气

这是说气对于人来说，就像树皮对树的意义一样。

树皮的作用

树皮除了能防寒、防暑、防病虫害之外，更主要的作用是运送养料。在树皮里有一层叫作韧皮部的组织，韧皮部里排列着一条条管道，叶子通过光合作用制造的养料，就是通过这些管道运送到根部和其他组织中去的。平常我们可能看到有些树木中间已经空了，可是仍然郁郁葱葱的，就是因为边缘的韧皮部存在，能够输送养料的缘故。如果树皮被大面积剥掉，韧皮部受损，新的韧皮部来不及长出，树根就会由于得不到树叶合成的养分而死亡。

气的功用

气是构成人体和维持人体生命活动的最基本物质。《难经·八难》说："气者，人之根本也。"《类经·摄生类》又说："人之有生，全赖此气。"气运行不息，推动和调控着人体内的新陈代谢，维系着人体的生命进程。气的运动停止，就意味着生命终止。

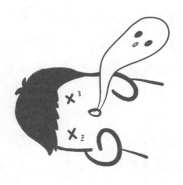

人体之气的组成

人体的气有三种来源，一是先天之精所化生的先天之气，二是水谷之精所化生的水谷之气，三是自然界的清气。后两者又合称为后天之气，三者结合而成一身之气，《黄帝内经》称为"人气"。

先天之气是人体生命活动的原动力，主导人体骨骼、脑髓的发育，为心脏提供动力。《黄帝内经》称之为"真气"，"真气者，所受于天，与谷气并而充身者也"；《难经》称之为"原气"或"元气"。

水谷之气为人体生命活动提供营养，配合真气提供人体发育所需，布散全身，成为人体之气的主要组成部分。《黄帝内经灵枢·营卫生会》曰："人受气于谷，谷入于胃，以传于肺，五脏六腑，皆以受气……"

自然界的清气依靠肺的呼吸功能和肾的纳气功能才能吸入体内。《黄帝内经素问·阴阳应象大论》曰："天气通于肺。"清气参与气的生成，并且不断吐故纳新，促进人体代谢活动。清气随呼吸运动源源不断进入体内，不可间断。

王充《论衡》曰："天地气合，万物自生。"而人也是天地气合而生的。人生命的维持全赖于气，它是一切组织、活动的营养所系。

气在人体的运动

气在人体的运动称作气机，有升、降、出、入四种基本形式。所谓升，是指气自下而上运行；降，是指气自上而下运行；出，是指气由内向外运行；入，是指气自外向内运行。

一方面，气必须有通畅无阻的运动；另一方面，气的升、降、出、入运动之间必须平衡协调。具备这两点，气的运动才是正常的，这种正常状态称之为"气机调畅"。

气机的升、降、出、入，对于人体的生命活动至关重要。如先天之气、水谷之气和吸入的清气，都必须经过升、降、出、入才能布散全身，发挥其生理功能。而精、血、津液也必须通过气的运动才能在体内不断地运行流动，以濡养全身。人体脏腑、经络、形体、官窍的生理活动必须依靠气的运动才得以完成，脏腑、经络、形体、官窍之间的相互联系和协调也必须通过气的运动才得以实现。也就是说，人体整个生命活动都离不开气的升、降、出、入运动。

同时，人与自然环境之间的联系和适应，也离不开气的升、降、出、入运动，例如人吸入清气、呼出浊气；摄入食物和水液，排出粪便及尿液、汗液等都是气运动的体现。气的升、降、出、入运动是人体生命活动的根本，气的升、降、出、入运动一旦停息，也就意味着生命活动的终止。故《黄帝内经素问·六微旨大论》曰："出入废，则神机化灭；升降息，则气立孤危。故非出入，则无以生长壮老已；非升降，则无以生长化收藏。是以升降出入，无器不有。"

气机异常的表现

气的运行受阻而不畅通时，称作"气机不畅"，感觉身体总有些不舒服，但不太严重。及时调整作息、饮食规律、心情舒畅，可以很快缓解。受阻严重，局部阻滞不通时，称作"气滞"；身体往往会出现胀满、疼痛，或胸闷、气喘，或腹胀、便秘。这时就需要用行气化滞的方法了，代表性的方子有逍遥散、香苏散、四磨汤、木香调气饮等。

气上升太过或下降不及时，称作"气逆"，这时可能会头胀痛、耳鸣、昏厥，或者咳嗽，或者呕吐、嗳气、呃逆，甚至咯血、吐血等。需要降气平逆。代表性的方子如镇肝熄风汤、龙胆泻肝汤、苏子降气汤、旋覆代赭汤等。

气上升不及或下降太过时，称作"气陷"，这时会出现头晕、目眩、耳鸣，或者出现胃下垂、肾下垂、子宫脱垂、脱肛等病变。需要升阳举陷。代表性的方子如补中益气汤、升陷汤、举元煎、提肛散等。

气不能外达而郁结闭塞于内时，称作"气闭"，这时会突然昏厥，不省人事。需要启闭开窍。代表性的方子如大续命汤、小续命汤、通关散、搐鼻散、苏合香丸、安宫牛黄丸等。

气外出太过而不能内守时，称作"气脱"，这时会出现面色苍白、汗出不止、目闭口开、全身瘫软、手撒、二便失禁、脉微欲绝或虚大无根等症状。需要益气固脱。

代表性的方子如参附汤。

气直接决定人的生死。所以，真的是"人活一口气"。

树怕没根，
人怕没志

人的志与树的根一样，决定其成就。

树根的功能

树根的功能主要包括吸收、固定、输导、合成、储藏和繁殖六个方面。吸收功能是根的主要功能。树根吸收土壤中的水、二氧化碳和无机盐类。植物体内所需要的十大元素——碳、氢、氧、氮、硫、磷、锌、钙、镁、铁，除了一部分由叶和幼嫩的茎自空气中吸收外，大部分是由根自土壤中获取。高大的乔木能经受风雨的袭击，而不致倒下，主要是因为它具有深入土壤的强大而有力的根系。树根内的维管组织担负着输导功能。由根吸收的无机营养和水分经过维管组织输送给地上部分，地上部分的有机养料经根的维管组织输送到根的各个部分，供给根生长和生活的需要。许多树的根系萌蘖能力强，能用于无性繁殖，可以剪成根段扦插，被用来进行繁殖。

平时细心观察自然现象的人会发现，树即使被砍了，常常还会长出小嫩芽、分枝，这是因为它的根还在呀，只要根基不毁就有重生的机会，我们小时候背的古诗"野火烧不尽，春风吹又生"就是这个道理。

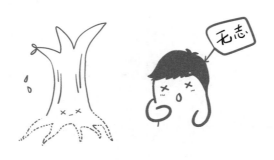

"志"的中医理解

那志是什么呢？《黄帝内经灵枢·本神》记载："所以任物者谓之心，心有所忆谓之意，意之所存谓之志……"，能够观察并感受到外界事物的各种现象，有体会，有认识，这是"心"，心中一动，有追忆，结合了曾经的体会，这是"意"，意定下来就是"志"了。"志意者，所以御精神，收魂魄，适寒温，和喜怒者也。"说明"志"不仅能统摄情绪，也可以驾驭其精神活动，甚至对身体气血状况都可以发挥调节作用。可见，如果没有志，人的精神活动、气血运行都会受到影响，也就不可能做成任何大事。

另外，心藏神，肝藏魂，肺藏魄，脾藏意，肾藏志。没有志，往往提醒肾的功能出问题了。肾为先天之本，是指肾的功能是决定人体先天禀赋强弱、生长发育迟速、脏腑功能盛衰的根本。肾的功能是主水，主藏精，主生殖，主骨、生髓、充脑。肾主管着全身的水液代谢及身体的发育和生育能力。是不是与树根很像？在《黄帝内经》中有"人始生，先成精，精成而脑髓生，骨为干，脉为营，筋为刚，肉为墙，皮肤坚而毛发长"，而"肾者，主蛰，封藏之本，精之处也"。表明人从胚胎开始发育时，就是由肾主导。肾功能下降，所有脏腑都会受牵连；五脏六腑受损严重了，也会累及肾脏。所以，人要有志，就得养肾。怎么养？除了大家熟知的热水泡脚，按摩涌泉穴、肾俞穴，吃黑芝麻、黑豆等黑色食品外，还有一点是节欲。节欲不是无欲，而是要有节制。

备孕注意

这里还要讲一个关于优生优育的问题。夫妻双方在准备孕育新生命前，一定要做好身体的调理。女性在怀孕期间，除了营养的保障之外，一定要心情舒畅，避免影响孩子的发育。在胎儿期发育受影响，就可能出现先天不足，比如小指短、容易过敏、消化不良、情绪多变、体力不强、头发生长缓慢、生长发育迟缓等。

中医望诊中小指的含义

在中医望诊中，小指是代表先天发育好坏的最直接观测点，小指的长度达到了环指（无名指）的第二指间关节甚至更长位置，代表先天发育很好；若小指短弯，则表示先天发育不佳，尤其是肾的功能会比较弱。

给孩子一个好的先天，注意生活方式合理，就不会无志。愿大家"好孕"。

笑一笑，十年少；
愁一愁，白了头

开心让人年轻，忧愁会让人衰老。

情绪对人的影响

这里是强调情绪对人的影响，其中蕴含着医学道理。心中喜悦则喜笑颜开。愁，从心，从秋。秋表示"成熟的庄稼"，把秋放在心上的意思是"心里牵挂着成熟的庄稼"。本义是心里牵挂着劳动的成果，那就是思虑太过了。

情志对五脏的影响

中医认为，五脏精气的运动变化产生了喜、怒、忧、思、恐等情志变化，那么情志变化必然要消耗五脏的精气。在正常的情志活动中，对五脏精气的消耗，机体可

以通过自身的调节和补养加以恢复，所以对人体不会造成特别的伤害。但如果情志活动过于激烈或过于持久，对五脏精气的消耗就超过了人体自身调节的能力和范围，这就会导致五脏功能失调而产生各种各样的疾病。

《黄帝内经》曰："在脏为心……在志为喜"，就是说五志之中，喜为心志。心为君主之官。正常情况下，对于人来说，有一个愉快的心情，积极向上的心态，是心脏功能强大的表现。心脏功能强大，其他脏腑功能也会协调。这就是"主明则下安，以此养生则寿，殁世不殆，以为天下则大昌"。另外，《黄帝内经》提到"喜则气和志达，荣卫通利"，说明喜悦可以起到缓解精神紧张、舒畅情绪的作用。一个人如果笑容满面，那说明心的功能在起主导作用，这是身体健康的一种表现。面由心生，心脏健康了，面容也就年轻了，但是太过了也不行。

《黄帝内经》有怒伤肝、喜伤心、思伤脾、忧伤肺、恐伤肾的说法。说的是极端的情志会直接伤及相应的内脏，严重者会导致相应脏器衰竭而死亡。暴怒伤肝，大喜伤心，过思伤脾，悲忧伤肺，恐惧伤肾。情志还会影响到气机：怒则气上，喜则气缓，悲则气消，恐则气下，惊则气乱，思则气结。

怒则气上，指暴怒而致肝气上逆，怒发冲冠的基础就是它。也是因为这个原因，患有高血压病的人不能动怒，否则容易气血上逆，导致脑血管意外。

喜则气缓，指过度喜乐会导致心气涣散不收，这就是为什么人一笑就没有力气了。也是为什么大家在经过了周末两天的开心快乐后，周一不愿上班、注意力难以集中的原因。

悲则气消，过度悲忧会导致肺气耗伤，哭得瘫坐在地上就是这个原因。如果一个人，因为有伤心事，天天悲悲戚戚的，也就提不起气来做任何事情。

恐则气下，指过度恐惧会导致肾气失固，气陷于下，"吓尿裤子"就是这个原因。在此多说一句，小孩子尿床，家里老人说，狠揍一顿，看他还敢不敢尿！还真有越打越尿的。听朋友说，一个中年女性还尿床，一直没有嫁人，就为这尿床，从小她父亲没少恐吓她，都追到大街上骂。其实越打骂越尿，因为吓着了。所以，小孩子尿床了，除了夜间让他少喝水之外，还要给孩子足够的爱，别打他或吓他，越打越吓，孩子尿床越重，这就是"恐则气下"的表现。

惊则气乱，指猝然受惊，导致心神不定，气机逆乱，出现六神无主的表现。大家都知道，马惊了就会乱跑，人惊了，身体里的气就像惊马一样，没有方向，到处乱窜，没有目的性和方向性，这时是做不了任何事情的。

思则气结，指过度思虑，导致心脾气机结滞，表现为干什么都很慢，提不起精神来。年轻人会因为失恋出现这种情况；学生在大的考试前会因为紧张、怕考不好而出现拖拖拉拉的情况；负责人需要做重要决策时，因为过分考虑结果而迟迟拿不出方案来。

这些都是有医学基础的。当然，大家也可以通过一个人外在的表现，分析出他的问题。

总之，凡事不能太过。笑一笑，也要有合适的度。而愁就是过度思虑了，"思则气结""思伤脾"，所以，愁一愁就会出现"气结"和"伤脾"的表现。

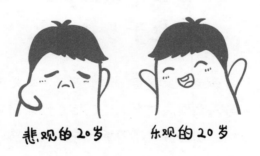

悲观的20岁　　乐观的20岁

脾的位置与功能

脾位于膈肌以下的左上腹部，在胃的后外侧，五形属土，阴中之至阴，为后天之本。脾主运化、主统血，主升清，开窍于口，其华在唇，主四肢肌肉。如果脾伤了，经常会出现腹满、食欲不振、腹胀腹痛、全身乏力、肢体沉重、水肿、大便不成形且有黏滞感等。久而久之，脾虚无法将饮食摄入的水谷精微散布至全身，导致全身脏腑经络和四肢及末梢器官组织得不到濡养，从而出现亏虚之状，如肌肉萎缩，四肢无力，头发干枯，白发多，甚至脱发，从而造成人的衰老。

临床经常看到因"愁"得了胃肠道疾病，比如考试紧张容易腹泻；长期工作压力大，出现胃肠息肉。内脏很容易受情绪的影响，而五脏又决定了人的其他所有组织器官的功能，因此，调整好心情，有强大的内心，才能保持真正的健康。

患生于多欲，祸生于多贪

欲望和贪念会导致祸患。这个祸患不单是因欲望和贪婪引起人与人之间的冲突，还包括了因此而导致的自身损伤。当然，也包括过度劳累而导致的损伤。有人可能会觉得如果我得到了不就更充实了吗？哪来的损伤？这种损伤是别人暂时看不到的，但自己可以感受到，就是那种满足后的疲乏感。时间久了，别人也可以看得出来——过度劳累后的早衰。

《黄帝内经》中的正常心态

在《黄帝内经素问·上古天真论》中，黄帝问岐伯：

"余闻上古之人，春秋皆度百岁，而动作不衰；今时之人，年半百而动作皆衰者，时世异耶？人将失之耶？"也就是说，上古的人，百岁有余了，还体格健壮，而现在的人年半百就体衰了，这是怎么回事呢？岐伯回答说："上古之人，其知道者，法于阴阳，和于术数，食饮有节，起居有常，不妄作劳，故能形与神俱，而尽终其天年，度百岁乃去。今时之人不然也，以酒为浆，以妄为常，醉以入房，以欲竭其精，以耗散其真，不知持满，不时御神，务快其心，逆于生乐，起居无节，故半百而衰也。"岐伯将上古之人与今时之人的生活方式进行了对比，说明了生活作息与精神欲望对人的影响，其中，最关键的是欲望无度。当今社会，纵欲过度致死者已不鲜见。

有人可能会说，那人没有任何欲望了，这社会也就不用进步了。这是把"志向"与"欲望"的概念弄混了。人应有志，有计划地完成自己的目标，有序推动社会发展，这是正常。如果为了完成不可能完成的目标，而过度消耗，那就是被欲望驱使，导致身体的损伤，得不偿失了。

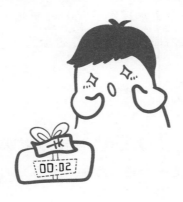

怎样才是正常

《黄帝内经素问·阴阳应象大论》曰："是以圣人为无为之事，乐恬惔之能，从欲快志于虚无之守，故寿命无穷，与天地终，此圣人之治身也"。什么意思呢？圣人什么都不干，就能与天地同寿了？不是的。这里要说明几个问题。

"无"字解析

先看"无为之事"的"无"字。无是"無"的简化字，而"舞"是"無"的初文，甲骨文写作"𣎴"，像一正面人手持拂尘舞动。最古老的舞蹈都是从圆圈状开始。幼儿园的小孩儿一起玩，就会拉成一个圆圈，这是人的本能。"为"本是牵引大象使其为人劳作，是有目的的行为。"为无为之事"，就是做自然界和人体健康运行所需的促进圆运动的平衡行为，如顺应一年四季"春生、夏长、秋收、冬藏"的自然规律。如果大家看过《圆运动的古中医学》，可能会更加理解"无为之事是一种形成世界和健康人体所必需的圆运动方式"的含义。

"恬"字解析

再说一下"恬惔之能"。恬、惔都从心，都是心中所发。"恬"，是一个竖心旁加一个舌头的"舌"字，与

"舔"是同根同源，本意是说动物和人受伤后，会下意识地拿舌头去舔伤口（而事实证明唾液中含有很多能促进伤口愈合的酶、氨基酸等物质）。"舔"是通过自我疗伤、自我宽慰，最后达到接纳自我、自得其乐的一种本能。笔者认为，也可以理解为从心而言。"惔"，是一个竖心旁加一个"炎"字，炎表示热气盛。这个惔应当是心中的热情表现出来的状态。这里的"能"通"态"，指的是一种状态。"恬惔之能"就是指一切随心的言行。

"虚"，空际，天空。虚无，就是空际形成万物的圆形运动。

了解了这几点，就可以解释这段话了。这段话是说，圣人能够顺应自然，由心而言行，所有的欲望与志向都遵守空际形成万物所需的圆形运动规律，所以与天地同寿。这是圣人治身的方法。

如何心平气和

在充满欲望的社会，更需要人们保持一颗纯真的心来面对世界。想得越多，心中的杂念便越多。生活应该淡泊质朴，心境保持平和宁静，外不受物欲之诱惑，内不存情虑之激扰，物我两忘，身心才会健康。诸葛亮在写给儿子诸葛瞻的《诫子书》中说到："夫君子之行，静以修身，俭以养德。非淡泊无以明志，非宁静无以致远。"

立志成才，生活幸福不等同于过着奢侈的生活，人们往往在宁静的生活中能发现自身的价值，在寡欲的生活中能寻找到人生的意义。现实生活中人们经常感慨"活得累"，实际上多数情况是"欲望"过度的"心累"。正如明末的一首《十不足》所描述的："终日奔忙只为饥，才得有食又思衣；置下绫罗身上穿，抬头又嫌房屋低；盖下高楼与大厦，床前又少美貌妻；娇妻美妾都娶下，又虑出门没马骑；将钱买下高头马，马前马后少跟随；家人招下十数个，有钱没势被人欺；一铨铨个县知位，又说官小势位卑；一攀攀到阁老位，每日琢磨要登基……"这真是欲壑难平，是"分金恨不得玉，封侯怨不授公，授公还欲为帝，为帝则求长生"，欲无休止，贪婪无度，只会让人永远活在不幸之中。

《道德经》曰："罪莫大于可欲，祸莫大于不知足；咎莫大于欲得。故知足之足，常足矣"。意思是说：罪恶没有大过放纵欲望的了，祸患没有大过不知满足的了；过失没有大过贪得无厌的了。所以，做事要知道正确的方向，才是正常的行为。这样才能无祸患。

伤筋动骨
一百天

所谓伤筋动骨一百天是说机体受到外伤，导致筋伤或骨折，需要一百天才可能痊愈。

骨折愈合分期

为什么有这么一说呢？骨折的愈合分为早、中、晚三个阶段，即血肿炎症机化期、原始骨痂形成期、骨痂改造塑形期。

早期为血肿炎症机化期：骨折后 6~8 小时内血肿开始形成凝血块，毛细血管增生，各种纤维细胞侵入，血肿发生机化，肉芽组织变为纤维结缔组织，使骨折断端初步连接在一起。这一过程在骨折后 2~3 周完成。受伤部位瘀血肿胀，经络不通，气血阻滞，中医认为，"瘀不去则骨不能生""瘀去新骨生"，因此，治疗以行气、活血、化瘀为主。

中期为原始骨痂形成期：骨折断端的纤维结缔组织，经过软骨细胞的增生、变性、钙化而骨化，这是软骨内骨化，这一时期需要 4~8 周。这时候，治疗以和营止痛、祛瘀生新、接骨续筋为主。

晚期为骨痂改造塑形期：原始骨痂进行改造，成骨细胞增生，新生骨小梁也逐步增加，并逐渐排列成规则致密的骨小梁，使骨折断端形成骨性连接，这一时期需要 8~12 周。在此阶段，骨折部位瘀肿基本吸收，已经开始有骨痂生长，为骨折后期。这时候需要补益肝肾、益气养血，以促进更牢固的骨痂生成，以及舒筋活络，使骨折部的邻近关节能自由灵活运动，恢复往日的功能。

这样从骨折开始到基本形成骨性连接，理想状态下需要 3 个月左右的时间，也就是 100 天左右；体质略差点儿，就需要 150 天左右，所以，也就有了"伤筋动骨一百天"的说法；如果治疗调养不到位，150 天可能也无法完全愈合。所以才会时常有因为一次骨折，导致老人或孩子两三年没站起来的情况。

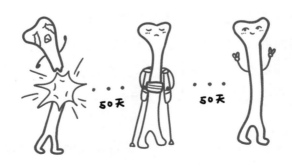

骨折愈合影响因素

骨折愈合过程受到许多因素的影响，如年龄、身体健康情况、骨折部位、骨折类型、软组织损伤程度、是否感染及治疗方法等。通常情况下，年龄越小，骨折痊愈越快。如股骨骨折，小儿1个月左右就基本愈合，而成年人往往需要3个月以上才能愈合。血液循环丰富的部位骨折愈合快，血液循环供应差的部位愈合就慢。骨折对位不良，软组织损伤严重，骨折处有感染，固定不牢固，活动不当，都能影响骨折的愈合速度。比如当发生掌骨骨折、指骨骨折、关节部位骨折或小儿骨折等情况时，可因活动过晚，造成关节僵化、功能障碍，甚至引起残废。反之，有些骨折刚愈合，病人就勉强进行不当活动，可能会导致骨折愈合端受伤，发生骨不连的情况。

因此，骨折病人，为了使骨折早日愈合、恢复良好功能，需要正确认识"伤筋动骨一百天"这句话，遵照医嘱，进行合理的治疗和功能练习，才能达到良好的效果。

新生孩儿
无六月

小婴儿在六月天也没有过热的感觉。

小婴儿散热快

这里的六月指的是农历六月，一般是一年中最热的时候。大人为了解暑，往往穿得很少，甚至还需要吃冷饮，吹空调。如果家里有小婴儿，家长更不知道该怎么给他降温。其实，大可不必担心，因为宝宝在离开母体后体温明显下降，以后体温逐渐回升，但因为调节功能不健全，仍会在 36~37℃的范围内。夏天出生的宝宝，哪怕正处在 30℃的环境中，仍可能因无法调节体温表现出寒战。加上小婴儿皮下脂肪较薄，体表面积与体重的比值也较成年人大，所以小婴儿散热更快，只要不给他捂着，一般是不会中暑的。

在夏季的儿科门诊中，发热的宝宝并不比冬季数量少。为什么？就是因为夏季闷热，家长往往将自己的感觉强加到宝宝身上，给宝宝不恰当地使用空调、电扇，或宝宝因赤身睡觉等而受凉，从而发生发热、消化不良等疾病。但也要注意，不要因为宝宝散热快就怕他冻着，如果宝宝穿得太多或捂多了，也会发热、中暑。所以，宝宝生活的环境不可太热，也不能太凉。

那六月天时，小婴儿怎样穿呢？

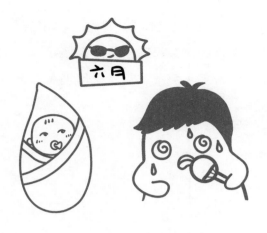

六月天宝宝穿衣指南

小婴儿的新陈代谢比成人快，也是比较怕热的，加上体温很容易受外界环境影响，所以在给小婴儿穿衣时，必须更要注意环境的冷暖变化。热时，给宝宝穿薄的纯棉短衣裤，吸汗透气就好，有汗了及时更换。

关键部位保健康。明代万全《育婴家秘》指出：保证小儿"三暖二凉"是关键，即"背暖""肚暖""足暖"和"头凉""胸凉"。就是摸着背部、肚子、脚丫要温暖，头部、胸部适当偏凉。因为6个月前的婴儿还不会翻身，总是仰躺着，后背不会受凉，所以，中国传统的衣物是肚兜，关键是护住肚子。如果怕宝宝脚凉，再给穿个小袜就行了。

总的来说，家长应该用心观察，宝宝流汗、面红、长痱子了，就帮他少穿一件；后背摸起来凉了，就帮他多穿一件。协助宝宝慢慢适应多变的温度，直至他能自行调节体温。

吃了萝卜菜，
啥病都不害

枇杷黄，医者忙；
橘子黄，医家藏

三月茵陈四月蒿，
五月砍来当柴烧

两脚不会移，
要吃五加皮

菊枕常年置头下，
老来身轻眼不花

家有地榆皮，
不怕烧脱皮；
家有地榆炭，
不怕皮烧烂

若要小儿安，
常受三分饥与寒

少年进补，老来吃苦

无病早防，有病早医

三月三荠菜煮鸡蛋

大暑吃姜，以阳制阳

早吃姜，赛参汤；
晚吃姜，赛砒霜

大蒜是个宝，
常吃身体好

防护篇

若要小儿安，
常受三分饥与寒

"若要小儿安，常受三分饥与寒"，据说此语出自明代医家、儿科专家万全，尔后在民间流传甚广。那么，此说的道理何在呢？

我国元代著名儿科学家曾世荣在《活幼心书》中写道："四时欲得小儿安，常要三分饥与寒；但愿人皆依此法，自然诸疾不相干。"曾世荣进一步告诫世人："殊不知忍一分饥，胜服调脾之剂；耐一分寒，不需发表之功。"他立场鲜明地主张让孩子保持七分饱，则脏腑不易损伤，不易患肠胃病，自然用不着服什么调理脾胃的药物；倘若能够经常保持一种微寒状态，也就不易患伤风感冒，因此也用不着服什么解表发汗的药物。

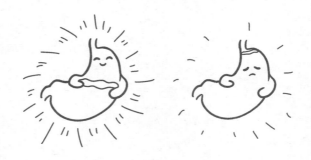

已经为人父母的人都知道，孩子生病大多是风寒感冒等呼吸系统疾病和食物积滞引起的消化系统疾病。那为什么会有这两个问题呢？下面我们就了解一下。

小儿体质特点

中医认为，小孩天生三脏不足、两脏有余，即脾常不足、肾常虚、肺常不足，心、肝两脏有余（小儿常有心火、肝火）。

首先，小儿脏腑娇嫩，形气未充，为"稚阴稚阳"之体。小儿五脏六腑的形气皆属不足，其中以肺、脾、肾三脏的表现更为突出，而三脏之中，"脾常不足"则尤为明显。脾为后天之本，气血生化之源。小儿发育迅速，生长旺盛，营养精微需求相对较多，而小儿脾胃薄弱，运化未健，若喂养不当，饮食不洁或因小儿贪吃且不知节制，极易损伤脾胃而生病。

正如万全在《万氏家传幼科发挥》中所说："今之养子者，谷肉果菜，顺其自欲，唯恐儿之饥也。儿不知节，必至饱方足。富贵之儿，脾胃之病，多伤饮食也。"当今社会，物质丰富，可以说家家都是富贵之儿，个个都是"小皇帝"。小孩任性，大人溺爱。临床所见，食伤脾胃之病可谓多矣！

其次，小儿生机蓬勃，发育迅速，有如旭日初升，草木方萌，欣欣向荣，故又称小儿为"纯阳之体"。通常小儿的心跳、呼吸都比成人要快，新陈代谢旺盛，故小儿的体温也较成人稍高。另外，小儿好动。中医认为，动则生阳。即人体运动时，由于代谢增强，产热量增多，体温也可暂时性增高。所以说，1周岁以上的小儿一般不要包裹过多或穿衣过厚，衣着宜柔软、宽松、厚薄适宜，按气温变化而增减衣服。

隋代医家巢元方在《诸病源候论》中提到："小儿始生，肌肤未成，不可暖衣，暖衣则令筋骨缓弱。宜时见风日，若都不见风日，则令肌肤脆软，便易伤损。皆当以故絮着衣，莫用新棉也。"小儿肺脏娇嫩，容易发生呼吸道感染，引起咳嗽、哮喘、发热等病症，故小儿不能受凉感冒。但若穿得过暖过多，小儿活动时就会大汗淋漓，毛孔张开；一旦安静下来，湿透的内衣、开放的毛孔，使小儿非常容易受凉感冒；同时，如果让孩子穿得过多过厚，会使胸部活动受限，肺的呼吸量减少，从而影响胸部正常发育。这就是所谓的"过犹不及"。

那我们到底应该怎么做呢？

三分饥与寒

"三分饥"是指吃七分饱。每顿饭要把握量，给孩子吃七分饱正好。吃的食物，要以清淡、易于消化吸收为主，多吃蔬菜、水果，减少肉食的比例，少吃垃圾食品，避免吃过凉的食物。

"三分寒"并不是让小儿去受凉，而是根据气温变化随时给小儿增减衣服，让小儿处于七分暖而三分寒的环境中，锻炼小儿的御寒、抗病能力。《诸病源候论》中记载："天和暖无风之时，令母将抱日中嬉戏，数见风日，则血凝气刚，肌肉硬密，堪耐风寒，不致疾病。若常藏在帏帐之内，重衣温暖，譬如阴地之草木，不见风日，软脆不任风寒。又当薄衣，薄衣之法，当从秋习之，不可以春夏猝减其衣，则令中风寒。从秋习之，以渐稍寒，如此则必耐寒。冬月但当着两薄襦，一复裳耳，非不忍见其寒，适当佳耳。爱而暖之，适所以害之也。又当消息，无令汗出，汗出则致虚损，便受风寒。昼夜寤寐，皆当慎之。"其中，"从秋习之，以渐稍寒，如此则必耐寒"强调了"薄衣"的习惯应从秋天开始，慢慢适应，循序渐进，到冬季再略加衣服即可，而加衣以不让孩子出汗为度，这样既可锻炼孩子的耐寒力，又不致使其受风寒。但这也不是绝对的，如果有的孩子体质差，抵抗力较弱，大风降温时必须多穿，以防感冒。家长们掌握"两凉三暖"这个基本原则即可。

何谓两凉三暖

两凉：头凉，心胸凉。头部为诸阳之会，是全身阳气最旺盛的地方，如果捂得过热，会导致头晕心烦，火热过盛。因此，头部保持有凉爽的感觉即可，切不可太过保暖。心胸部位为宗气所在，小儿心有余，穿得过厚，不仅会压迫到胸部，影响正常的呼吸和心脏功能，还会引起心烦与内热。所以，应该保证孩子的心胸凉。

三暖：肚子暖、后背暖、脚暖。肚子是脾胃之所，小儿常脾胃不足，着凉就容易肚子疼，损伤脾胃功能，影响营养的消化吸收。因此，一定要保证小儿肚子暖。后背有足太阳膀胱经循行，足太阳膀胱经主表，如果受寒受风，就会引起感冒。保证后背部的"适当温暖"可以大大减少感冒发病概率。脚是人体的下端，属阴，寒邪易从脚下生，因此，一定要给孩子脚部保暖。

"常受三分饥与寒"的观点，不仅适用于小儿护理，同样适用于成年人养生。正如中国台湾星云大师的养生秘诀："吃得粗，吃得少，吃得苦，吃得亏；起得早，睡得好，七分饱，常跑跑；多笑笑，莫烦恼，天天忙，永不老。"七分饱，不就是三分饥吗？

阎崇年先生说："我有个习惯，每逢参加学术研讨会，凡是遇上 80 岁以上的年长学者，总要询问他们健康养生的经验。我所听到的健康养生经验，回答各不相同，但有两点是共同的：一是心胸豁达，二是吃八分饱。"

有句古话说："若要长生，肠胃常清。"就是强调经常吃七八分饱，对身体健康乃至长寿是大有益处的。

少年进补，
老来吃苦

这句话说的是人在年轻时要忌服过多的补品。此语出自中医古籍《温疫论》："凡年高之人，最忌剥削……盖老年荣卫枯涩……不比少年气血生机甚捷……所以老年慎泻，少年慎补。"为什么少年慎补？这要从"补"的特点来说。

进补的含义

"补"有补药和补品之分。前者是指补气血、阴阳，增强正气，治疗虚证的药品；后者是指有一定药疗作用的营养保健食品。药物都有两重性，补是用于虚证的，老年无病者不可随意滥用，即便有病，也应根据病情选择使用，否则有害无益。关键是人们往往认为补是有好处的，只关注到补的好处，而不知补错了的弊端，不清楚进补有哪些注意事项。

进补的注意事项

进补前需先辨证。

辨证不准确，补也无益。如人有气血不足，是由脾胃虚弱、消化不良引起者，只知服用补益气血之品，却不知先健脾胃，就会影响脾胃的消化功能，以致出现食欲不振，脘腹胀满，甚至恶心、呕吐等。而痰湿阻滞导致的气血不足，不祛除痰湿，只服用补益气血之品会加重瘀滞，使痰湿更严重。更不用说偏阳虚的服用了补阴之品，偏阴虚的服用了补阳之品……诸如此类，不胜枚举。

进补过程中如有外感，须立即停止进补。如外感风、寒、湿、热等邪气，还不停用补品的话，就会使病邪停留体内，长久不愈。如《黄帝内经》中对于发热的疾病，有"食肉则复"的描述。这是临床中很多小儿感冒发热持续不解的一个常见原因，就是饮食不忌口所致。因此，在临床中，针对患感冒的儿童，我都会对家长说一句，清淡饮食，七八分饱，忌一切荤腥，待完全恢复三五天后再吃肉。

需要进补的人群都有这么多讲究，何况少年多不需进补。

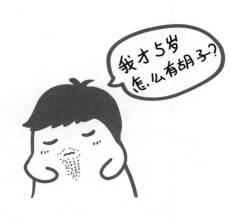

少年体质特点

现在不管什么年龄段的人都喜欢吃一些养生保健或者进补的食物，特别是孩子家长，担心孩子长身体时出现营养不良，更注重给孩子买各种营养品来进补。殊不知，青少年生机旺盛，但气血未充，脏腑娇嫩，易寒易热，易虚易实，病情变化较快，稍有不慎，就会出现偏颇。因此，治疗青少年疾病时，忌用峻猛药物，少用补益，用药量宜小。你看，治病尚需少用补益之品，更何况只是单纯为了强身健体的无恙之躯呢？

另外，有些补品含有激素成分，长期服用会让孩子的发育提前。之前就有过这样的报道，某海鲜养殖户因每天给女儿吃两只虾，导致孩子早熟。其他类似的儿童早熟病例比比皆是，甚至有的人还认为这是好事儿！试想，人的一生所有的事都提前了，那老了会怎么样？

此外，由于进补导致营养过剩，造成许多孩子肥胖，一些老年疾病也会提早找上门来。

其实，现在的青少年更多的是饮食结构和生活方式不合理，需要改变生活习惯，做到劳逸结合，而不是需要额外进补。

守中的保养方式

《饮膳正要》中对保养有一个最恰当的解释："夫安乐之道，在乎保养，保养之道，莫若守中，守中，则无过与不及之病。春秋冬夏，四时阴阳，生病起于过与，盖不适其性而强。"这段话告诉大家，保养的方法没有比保持身心状态适中更好的了，能保持适中的状态，机体就不会出现"太过量"和"达不到"需求的标准而造成危害了。四季交替，春、夏、秋、冬，人们生病的根本原因就在于不平衡。

无病早防，
有病早医

这句话体现的是中医治未病的思想。

"治未病"的思想包含着"未病先防、既病防变、瘥后防复"三个方面的含义。唐代孙思邈指出要"消未起之患，治未病之疾，医之于无事之前"，这就是预防医学的核心。

未病先防

未病先防是指在疾病发生之前，注重保养身体，顾护正气，提高机体免疫功能，起到预防疾病的作用，也就是《黄帝内经》所说的"正气存内，邪不可干"。

疾病预防大于治疗，国际营养科学联合会做了大量调查，得出一个惊人而又真实的结论，那就是预防和治疗之间存在着一个必然的联系。预防和治疗之间存在着1：10的比例，也就是说：在预防上投资1元钱，治疗上就会节省10元钱；在预防上投资1000元钱，治疗上就会节省10 000元钱……这体现了"三分医，七分养，十分防"的合理性。

既病防变

既病防变是指在患病以后，注重及时明确诊断、治疗处理，同时扶正祛邪，防止疾病的传变与发展。如汉代张仲景在《金匮要略》中讲"见肝之病，知肝传脾，当先实脾"，体现的就是这个思想。在发现肝有问题之后，依据五行生克理论推测，知道肝木邪气过盛，会克伐脾土，所以，治疗时一定要先去补脾。这就是防止疾病发生传变，即清代叶天士所说"先安未受邪之地"。

瘥后防复

瘥后防复是指在疾病痊愈之后，防止复发。这时候要从起居、情志、饮食、劳作等各方面，进行生活指导。比如脾胃病病人在饮食宜忌上的告知：宜食暖热、软食，食物应富含营养、易于消化吸收，按时进食或少食多餐；忌食生冷刺激、辛辣之品及黏腻、油炸、粗纤维等伤胃不易消化吸收之物。

愿大家好好保养，防患于未然。

三月三
荠菜煮鸡蛋

三月三要吃荠菜煮鸡蛋。

中国自古就有"二月二龙抬头，三月三生轩辕"的说法，轩辕即是黄帝，三月三这一天就是他的诞辰了。古人称这一天为上巳节。一些专家认为周朝初年的春社活动是上巳节的开端。之所以被称为上巳节，也是因为当时确定其活动的时间是三月的第一个巳日。巳日多逢三月初三，也就定在了三月三。后来每逢三月三都是人们踏青游玩的时候。这时万物复苏，阳气升发。

荠菜萌于严冬，茂于早春，阳春三月在山野、路旁、地头、垄边，只要有土的地方，不分肥瘠，几乎都有荠菜的踪影。荠菜是春天应季的药食同源食物。

那三月三吃荠菜煮鸡蛋的习俗从何而来呢？据传，某年的三月初三，名医华佗用荠菜煮鸡蛋治好了一名老者的头痛头晕，就留下了这个说法。荠菜煮鸡蛋有什么特点呢？

荠菜的特点

荠菜是野菜中的佳品。其嫩茎叶含有多种氨基酸，可作蔬菜食用，其味清香鲜美。荠菜吃法也很多，荤素搭配均可，可清炒、煮汤、凉拌。荠菜饺子、荠菜馄饨、荠菜包子、春饼及荠菜豆腐羹等，清香可口，风味独特，营养丰富，是人们喜食的野菜。

除此之外，荠菜又名护心草，味甘，性温，无毒，有利肝和中、明目益胃、利五脏的作用，荠菜根能治目痛。

三月三是荠菜长得最旺盛的时节，因其味美还可药用，所以还有"三月三，荠菜当灵丹"的说法。

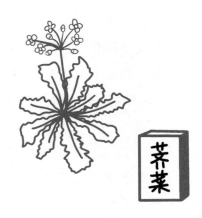

鸡蛋的特点

鸡蛋由蛋黄、蛋清组成，因其所处部位和色质不同，性味也不同。

蛋黄（鸡子黄）味甘，微温，入足太阴脾、足阳明胃经。《长沙药解》中称它：温润淳浓，体备土德，滋脾胃之精液，泽中脘之枯槁，降浊阴而止呕吐，升清阳而断泄利，补中之良药也。《伤寒论》黄连阿胶汤方中用鸡子黄，治少阴病，心中烦、不得卧者，用其养肾益阴的作用。《金匮要略》百合鸡子汤方中用鸡子黄，治"百合病，吐之后者"，用其涤胃降逆的作用。排脓散方中用它补中脘而生血肉的作用。另外，鸡子黄煎油可以治小儿湿热诸疮。

蛋清（鸡子白）味甘，气腥，微寒，入手太阴肺经。《长沙药解》中称它：秉天之清气，有金象焉，善消肿痛而利咽喉，清肺金而发声音。其诸主治，涂鼻疮，治发黄，敷肿痛，洗烧灼。疗咽喉之肿痛，发声音之喑哑。《伤寒论》苦酒汤方中用鸡子白，治少阴病，咽中生疮，声音不出，用其消肿痛而发声音的作用。

现代研究发现，鸡蛋黄中的卵磷脂、甘油三酯、胆固醇和维生素 B_2，对神经系统和身体发育有很大的作用。卵磷脂被人体消化后，可释放出胆碱，胆碱可改善各个年龄组的记忆力。

另外，用中医思维分析，鸡蛋是很好的滋补阴阳的食物。蛋黄在最中心、最里面，而且偏浑浊，属"阴"；蛋清在外围，质地透明清稀，属"阳"。阴虚的人可以多吃蛋黄，阳虚的人可以多吃蛋清"，阴阳两虚就都吃。

现在再看，用味甘、性温，具有利肝和中、明目益胃、利五脏作用的荠菜，配上阴阳双补的鸡蛋，自然可以配得上三月三这阳气升发的节气特点，让身体快速壮实起来。三月三，行动起来吧!

大暑吃姜，
以阳制阳

大暑时要吃姜，是用阳热性质的食材来克制炎热的天气对人体的不利影响。

大家可能会觉得奇怪，热天吃凉的才能对抗炎热呀，怎么吃姜呢? 下面分析一下大暑节气特点与姜的特点，大家就明白了。

大暑节气特点

大暑为二十四节气之一，时间上在每年 7 月 22 日至 24 日，此时太阳位于黄经 120°。古书中有："斗指丙为大暑，斯时天气甚烈于小暑，故名曰大暑。"大暑期间，民间有饮伏茶、晒伏姜、烧伏香等习俗，这些习俗均与大暑节气特点有关，是人们从生活中防御暑气的经验中总结而来的。

《月令七十二候集解》中说："大暑，六月中。暑，热也，就热之中分为大小，月初为小，月中为大，今则热气犹大也。"大暑的风物特点：一候腐草为萤；二候土润溽暑；三候大雨时行。这里第一候的萤火虫是指陆生的萤火虫。世界上萤火虫约有 2000 种，分水生与陆生两种，陆生的萤火虫产卵于枯草上，大暑时，腐草中的萤火虫卵化而出，所以古人认为萤火虫是腐草变成的；第二候是说天气开始变得闷热，土地也很潮湿；第三候是说时常有大的雷雨出现，这大雨会使暑热减弱，开始向立秋过渡。

另外，大家都知道，大暑节气正值"三伏天"里的"中伏"前后，是一年中最热的时期，加上夏季雨水多，湿气大，暑湿相加，容易生病。一旦生病了，这个暑气和湿气对人体来说，就是暑邪和湿邪了。

暑邪的特点

暑为阳邪，其性炎热、升散，易伤津、耗气、扰神。

《医学心悟·伤暑》中记载:"伤暑者,感之轻者也,其症烦热口渴,益元散主之。中暑者,感之重者也,其症汗大泄,昏闷不醒或烦心、喘、妄言也。昏闷之际,以消暑丸灌之,立醒。"就是说,夏天感觉烦热口渴就已经是被暑邪伤着了,这时候如果不能找到合适的地方降温补水,就需要用益元散(滑石600克,甘草100克,朱砂30克)治疗了。如果出现大量汗出、神志昏迷,或者心烦、气喘、说胡话,那就是中暑了,在神志不清的情况下,就要用由醋半夏、生甘草、茯苓(去皮)各24克加姜汁煮后面糊为丸而做成的消暑丸了。大家注意,这里姜汁已经应用上了。

湿邪的特点

湿为阴邪,湿性趋下,易袭阴位;湿邪还重浊黏滞,易阻滞气机,损伤阳气。湿邪的这些特点会使人体产生身体发沉、什么都提不起兴趣、食欲不振、大便黏腻不爽的感觉,一旦有感觉,就不容易恢复。

另外,暑多挟湿。这两者结合,问题就更多了。

暑湿从皮毛而入,就会出现高热,伴有头痛、身重体倦、肢体酸痛、脘痞胸闷等。

如果暑湿从口鼻而入,就会出现高热、吐泻、口渴、心烦等胃肠症状。

如果暑湿过盛，还可能弥漫三焦，或困阻中焦，或壅滞肺络，从而产生不同的症状。

既然大暑时节，暑湿这么盛，那怎样才能防止人体被暑湿所伤呢？暑热需祛暑散热，湿盛需祛湿。健中焦，助运化，可祛体内之湿；发汗可散热，也可祛湿。当然最简单、好用的就是"姜"了！

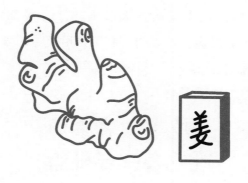

姜的特点

生姜味辛，性温；归肺、脾、胃经；有解表散寒、温中止呕、温肺止咳、解毒的功效。有人可能会说，它味辛，性温，是用来解表散寒的，大暑时令用它，不是更热了吗？其实，它散风寒作用机制是用其辛温的特性来发汗。发汗，也有助于郁热外散，就如同夏天喝热茶解暑一样，都是用汗把体内多余的热量和代谢废物带走；再用其归脾、胃经的特点，温中止呕，健脾助运，以化湿和胃。这样，没有寒冷败胃之弊，还发汗解暑，温胃祛湿。是不是很有智慧？

如果还不太明白，可以给大家打个比方。就跟大禹治水用疏导的方法一样。防止洪涝灾害，可以用堵的方法，也可以用疏导河床的方法。治病也一样，很多时候，可以抑制，也可以疏导。比如大暑，可以用西瓜、绿豆、冰镇饮料、空调等降温解暑，也可以用热茶、生姜等发汗解暑。姜性温，属阳，大暑天热，也属阳，这就是"以阳制阳"。其实，这里的"制"是用疏导的方法抵制大暑伤害的意思。

早吃姜，赛参汤；
晚吃姜，赛砒霜

早上吃姜就跟喝参汤一样有益，晚上吃姜就跟吃砒霜一样有害。

同一个东西，在不同时间吃，为什么作用差别会这么大？这是从中医阴阳动态平衡角度来讲的。

一天的阴阳变化

人身体的阴阳动态平衡不仅随着四季的交替而变化，也随着一天的变化而变化。人身体中的阳气就相当于太阳，身体中属阴的部分就相当于月亮。清晨之时，太阳升起，人身体中的阳气也随之升发，胃中之气有待升发；晚上，太阳下山，人体阳气收敛、阴气渐盛，要准备睡觉了。而姜味辛，性温，可以振奋阳气，健脾温胃。现代研究发现，姜含有姜辣素等活性成分，能加速血液循环、兴奋神经，使全身变得温暖；还可以刺激胃液分泌，兴奋肠胃，促进消化，另外，还有抗菌作用。

人要顺应自然规律，调整自己的身体状态。早上吃姜，助阳气升发，并且促进脾胃运化。研究表明，生姜可以抗氧化，抑制肿瘤生长，还有杀菌解毒、防治感冒的作用。老年人常吃生姜还可以帮助祛除老年斑。对于正常人来说，有点儿像喝了人参汤大补一样。

如果是晚上吃姜的话，则正好跟人体阳气收敛的规律相反，生姜的辛温发散作用会导致人入眠困难，或者多梦易醒等，影响人们夜间的正常休息；且晚上进食辛温的生姜还很容易产生内热，日久出现"上火"的症状。说晚上吃姜像"砒霜"，是用夸张手法，但若时间长了，确实对健康不利。

另外，吃姜还要分不同体质。

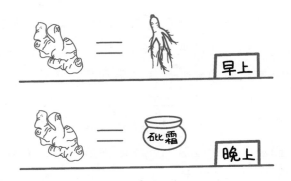

特殊体质的选择

凡阴虚火旺、内热明显者都不宜吃姜，防止使病情加重。比如手脚心发热的人，属于阴虚体质，是体内津液不足所致。而生姜性温，容易耗损津液，会加重阴虚的程度，使津液亏损得更厉害，出现口干、眼干、心烦易怒、失眠等症状。眩晕、耳鸣的人属肝火过旺，伴烦躁不安，再吃过多的姜，相当于"火上浇油"。

当然，如果阳气不足，尤其是脾胃有寒的人，什么时候吃姜都可以。如果正好晚上受凉了，那就晚上吃（这时候就不要忌讳早、晚问题了），发汗后寒解，也不影响睡眠。也就是说，有病需要用姜时，百无禁忌。如果没病，就要注意吃姜的时间。如果担心自己判断不准确，那就尽量问问医生。

大蒜是个宝，
常吃身体好

大蒜是中医传统的"五辛菜"之一。古代元旦或立春日，人们要食用大蒜等五辛菜，补气御邪，老少皆宜。我国北方有腌制"腊八蒜"的习俗，腌制好的蒜翠绿可口，不但是过节时吃饺子的美味佐料，还有增强人体免疫力的功效。

大蒜的性味及功效

大蒜入药，最早见于汉末的《名医别录》。大蒜性味辛温，归心、脾、肾经，有杀虫解毒、健胃止痢、消痈止咳的功效，药用以紫皮独头蒜为佳。

我自幼就知道，吃肉时要配上蒜泥，没有蒜泥可以直接就蒜吃。因为父亲告诉我"吃肉不吃蒜，营养丢一半"。小时候腹痛、腹泻，母亲也总会烧一头大蒜给我吃。那独特的蒜香味成了幼时的一段美好回忆。也因为这独特的蒜香味，即使没有腹痛、腹泻，自己也会偷偷烧一头，解解馋。到了现在我才知道自己为什么那么喜欢吃烧蒜，因为自己脾胃虚寒，而熟蒜甘温，可以暖中。

这一理论源自清代医家王士雄（王孟英）的食疗专著《随息居饮食谱》。其中论述大蒜的功用时说："生者辛热，熟者甘温，除寒湿，辟阴邪，下气暖中，消谷化肉，破恶血，攻冷积，治暴泻腹痛，通关格便秘，辟秽解毒，消痞杀虫。外灸痈疽，行水止衄，制腥臊鳞介诸毒。入药以独子者良。"

看看，它内服可祛寒湿，治疗寒湿导致的腹泻、腹痛；还可以温中，治疗阳气不足、寒气内留导致的便秘，这种便秘以老年人居多，还有常常使用寒凉泻药的年轻人或是常吃冷饮的人，如果便秘以阳虚寒凝居多，可以吃熟大蒜。做鱼时放蒜，也是用它来祛鱼腥、解寒毒的。大蒜外用也很好。体表的痈疽，用一个独头蒜切片，蒜片上扎上密集的小孔，放在痈疽部位，行隔蒜灸，很快就可以发出来。脓排出后，痈疽就好了。独头蒜较贵，因为它的药效更高。

现代研究表明，大蒜中含有大蒜素，所以具有强烈的蒜"臭"气。大蒜素具有很好的杀菌作用，对多种致病菌、真菌及原虫都有效。大蒜还有保护心血管、预防胃癌、降低血糖、增强免疫力、保护肝脏、排出重金属铅等作用。

大蒜是个宝，但因为它性温热，所以常人不宜多吃，并且也不是所有病人都适合。

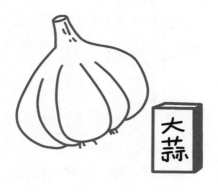

大蒜食用注意事项

《随息居饮食谱》中记载：大蒜"昏目损神，不宜多食。阴虚内热，胎产，痧痘，时病，疮疟，血证，目疾，口齿喉舌诸患，咸忌之"。大蒜吃多了对眼睛不好；怀孕和产后不能吃；表现出低热不退，盗汗颧红，口干欲饮，小便短黄，大便干结，舌红少津，脉细数等症状的阴虚内热的人不能吃；发热，咽喉肿痛或伴糜烂，全身皮肤出现弥漫性猩红色皮疹的丹痧病人不能吃；发热，皮肤黏膜分批出现红色斑丘疹、疱疹、结痂的水痘病人不能吃；患温热性流行病和皮肤生疮、疟疾、出血性疾病、眼病、口舌生疮、牙龈肿痛、咽喉肿痛等疾病的人都不能吃。

同时，大蒜性温热，单纯为保健的话，通常也不宜在晚上单独吃。

吃了萝卜菜，
啥病都不害

萝卜菜的性味功效

萝卜菜，又称为萝卜缨，是萝卜的地上部分，中医叫菜菔叶。萝卜菜味辛、苦，性平；归脾、胃、肺经；有消食理气、清肺利咽、散瘀消肿的作用；主治食积气滞、脘腹痞满、呃逆、吐酸、泄泻、痢疾、咳痰、音哑、咽喉肿痛、妇女乳房肿痛、乳汁不通，外治损伤瘀肿。

萝卜菜营养成分的现代认识

现代研究表明，萝卜缨的营养成分在许多方面高过萝卜根。萝卜缨中维生素 C 的含量是萝卜根的 2 倍以上；萝卜缨中钙、镁、铁、锌等矿物元素及维生素 B_2、叶酸等成分是萝卜根的 3~10 倍以上。与其他蔬菜相比，萝卜

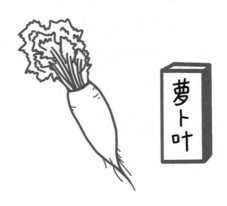

萝卜叶

缨中维生素 B_{12} 的成分远远高过别的食材，是身体摄入纯天然维生素 B_{12} 的优良食品。另外，萝卜菜也是维生素 D、微量元素钼的很好来源。

萝卜菜的使用方法

《随息居饮食谱》中记载："凡一切喉症，时行瘟疫，斑疹疟痢，水土不服，饮食停滞，痞满疳疸，胀泻，脚气，痧毒诸病，洗净浓煎服之"。因为用它来煎汤服用可以治疗这么多的病，所以就有了"吃了萝卜菜，啥病都不害"的说法。

民间夏季常用干萝卜缨加油、盐做汤，健胃消食，帮助消化，并能防治肠炎、痢疾。曾经风靡一时的五行蔬菜汤中，青色蔬菜就是指萝卜缨。吃萝卜不吃萝卜缨，就放弃了一半的营养。有经验的人都会每年买点儿萝卜缨包包子吃，这是一种很好的养生食材。另外，经霜后的干萝卜缨是一味很好的治疗慢性咽炎的中药，水煮久服即可。

枇杷黄，医者忙；
橘子黄，医家藏

这是说枇杷黄的盛夏季节是疾病流行的季节，医生都忙于治病；而橘子成熟的深秋，医生都休息了。

这里不单是强调了疾病流行的季节特点，还意在说明橘子有很大的药物价值。今天我们就细细地剖析一下橘子各个部位的用途和功效。

橘叶

　　对于中医人而言，橘叶还有着一番不同寻常的意义。

　　《列仙传》中记载了这样一个故事：西汉时期，在湖南郴州，有一位医生，名叫苏耽。有一次苏耽有事外出，要三年才能回来。于是嘱咐他母亲说："明年郴州会有大疫爆发。到时用我们家的井水和橘叶就能够治疗。"到了第二年，果如苏耽所言，疫病横行。于是母亲便按照苏耽的嘱咐，用井水煎煮橘叶给病人服用，病人很快便痊愈了。

　　自此以后，"橘井泉香"的故事便广为流传，成为中医界的象征。虽说橘叶、井水是否真有如此功效早已无从考证，不过橘叶具有药用价值却是毋庸置疑的。

　　橘叶的功用与其性味、归经有关。橘叶味辛而苦，辛能散能行，苦能燥能泄；只归肝经，因此，橘叶是"肝经专药"，具有疏肝理气、散结消肿的功效。临床多用于与肝密切相关的疾病，如胸胁作痛、乳痈等。《滇南本草》中记载其能"行气消痰，降肝气。治咳嗽、疝气等症"。

橘皮与陈皮

中国人对于橘皮的应用可以说是最为独到的。在橘皮的使用上，自古便有"橘皮，以陈久者为佳"之说，故常作陈皮，以广东新会柑制成的最好。很多人以为陈皮就是橘子皮，那可不地道呀。

古代所说的"橘"，是包含了各种柑橘的总称。制作道地陈皮用的是柑。它和橘都属于芸香科植物，性味功效具有相似性。由于它们外形相似，易被人们所混淆。柑果实较大，近于球形，皮显黄色，橙黄色或橙红色，果皮粗厚，海绵层厚，质松，剥皮稍难。新会柑制成的陈皮，经存多年依然厚实。橘种类很多，通常果实较小，多为扁圆形，皮色橙红、朱红或橙黄，果皮薄而宽松，海绵层薄，质韧，容易剥离。所以，大家自己晒干后的橘皮很薄。陈皮的药用价值较高，橘皮力量较弱，但两者功效相似，所以，现在临床用的中药陈皮就是橘皮制成的。

陈皮入药已有上千年的历史，是临床最为常用的中药之一。对其应用，李时珍在《本草纲目》中有非常精辟的概括："同补药则补，同泻药则泻，同升药则升，同降药则降。"可以说陈皮是一味能补能泻、能升能降的药物，既能用于祛除病邪，又能补益人体正气，其功用始终围绕着行气燥湿、理肺健脾。陈皮性温，味辛、苦，入脾、肺经，具有理气、调中、燥湿、化痰的功效，常用于治疗胸腹胀满、不思饮食、呕吐秽逆、咳嗽痰多等症，亦可解鱼、蟹毒。

陈皮越陈越香，以陈皮作为烹饪的配料，使陈皮的芳香渗透入菜肴的每个分子中，可谓是广东陈皮宴的招牌。即便是单味陈皮，依然可以想着法子让其成为不折不扣的地道美食。我们所熟悉的九制陈皮、陈皮糖早已成为许多人的"解馋"之品。

此外，陈皮是用成熟果实的果皮做成的。而干燥幼果或未成熟果实的果皮叫青皮，大家可能不是很熟悉。

青皮和陈皮的功效不一样。青皮性微温，味苦、辛，入肝、胆经，具有疏肝破气、散结消痰的功效，常用于治疗胸胁、胃脘疼痛，疝气、食积、乳肿、乳核、久疟癖块等症。青皮力量比陈皮强，可破气，故《本草经疏》中告诫："青皮，性最酷烈，削坚破滞是其所长，然误服之，立损人真气，为害不浅。凡欲施用，必与人参、白术、芍药等补脾药同用，庶免遗患，必不可单行也。"

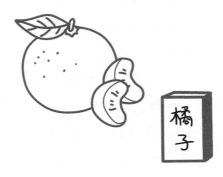

橘络

有些人在享受橘肉的同时，总喜欢挑剔地将橘肉之间的一条条筋剔除干净，认为这样口感更好。殊不知，剔除的橘筋实际也是一味中药，叫作橘络。橘络像网一样覆盖在橘瓣周围，因而中医通过取类比象，认为橘络具有通络、渗透于内的特点，其性平，味甘苦，归肝、肺经，具有行气通络、化痰止咳的功效，对于久咳或者痰滞经络之咳嗽有显著疗效。

《本草纲目拾遗》中记载：橘络"通经络滞气、脉胀，驱皮里膜外积痰，活血"。

橘核

橘核同样也可入药。中医根据果核有冲破外壳、向外萌芽之性，认为果核类药物多具有开破散结的功效，橘核亦是如此。橘核味苦、性平，入肝、肾经，因而长于行气散结止痛，临床多用于疝气、睾丸肿痛、乳房结块、腰肾冷痛等病证，可与荔枝核、乌药等配伍使用。《本草纲目》中记载其能"治小肠疝气及阴核肿痛"。《本草备要》中记载其能"行肝气，消肿散毒"。

橘红

橘皮的外层红色部分也是一味中药，叫作橘红，其味辛、苦，性温，有消痰、利气、宽中、散结等功效，适用于治疗风寒痰嗽、恶心、吐水、胸痛胀闷。《医学启源》中记载其能"理胸中肺气"。《本草纲目》中记载其能"下气消痰"。橘红对于治疗痰病有很高的药用价值，在明末医家贾所学所撰、清代医家李延昰补订的中药著作《药品化义》中，甚至称橘红"主一切痰病，功居诸痰药之上"。主要原因是橘红辛能横行散结，苦能直行下降，为利气要药。阴虚燥咳及久嗽气虚者不宜服橘红。

橘肉

橘子必不可少的就是橘肉，橘肉甘、酸、凉，入肺、胃经，有理气和中、生津止渴、化痰止咳的功效，有助于治疗胸膈结气、呕逆、消渴等。《饮膳正要》中记载其能"止呕下气，利水道，去胸中瘕热"。《日用本草》中记载其能"止渴，润燥，生津"。很多人在应酬之后醉酒时也喜欢吃橘子，这也是有食疗道理的，比如《医林纂要》中记载橘子可以"除烦，醒酒"，这与其性凉、能生津止渴有关。

橘子熟了以后，这么多部位都可以入药，对于胃肠道流行性疾病有很好的防治作用，自然可以减少疾病，医生也就可以休息一下了。

但是，大家注意，风寒咳嗽及有痰饮者不宜吃橘子。

这一点在《本草求真》中已经有过提示，因为橘肉"助痰作饮，及有滞气之害也"。另外，橘子不宜多吃，每天食用 1~3 个为佳。空腹不宜食用橘子，会给肠胃消化造成负担。橘子不能与牛奶共同食用，会引起腹痛、腹胀、腹泻等。

三月茵陈四月蒿，
五月砍来当柴烧

随着时间的变化，植物也在发生变化：茵陈在三月时药效最好；四月疗效弱一点，我们就称之为蒿；五月就可以砍了当柴烧。什么是茵陈，什么是蒿，为啥不一样？我们来好好了解一下。

茵陈、蒿的含义

茵陈在每年初春时节，从冬季枯黄的陈腐之秆下面冒出嫩芽，代表着枯木逢春之象。茵陈的茵字通"氤"，表示气的蒸腾。中医认为，气是人的本源，《难经·八难》曰："气者，人之根本也。"一切脏腑的运动都依赖气的运动，并且气还具有防御功能，《黄帝内经》曰："正气存内，邪不可干"，可见气的重要性。而茵陈禀春气而生，带有升发之气，所以"茵陈"具有升发之力，可以除陈气。它味苦、辛，性微寒，不仅具有疏肝理气解郁的功效，还可以清热除湿退黄。

等到三月底、四月初时，茵陈稍稍长大了些，这时我们叫它茵陈蒿。"蒿"，草高起来的意思。茵陈高起来后，苦味会慢慢褪去，可以用来做菜。茵陈蒿切碎后凉拌，或者和米、面一起做成各种食物，美味可口，并且还具有利湿退黄的功效。到了五六月，茵陈长得很高了，能够长到 1 米左右，但是药用价值迅速下降，在农村就只能砍来当柴烧了。

茵陈始用为药的传说

相传过去的时候，一代名医华佗，对于一场相当严重的疫情也是束手无策，苦于没有良药来救治。有一天，华佗走到一个村子行医，对于前来的村民一一问诊之后，自己深感无奈，只能交代准备料理后事。第二年的时候，华佗又来到了这个村子，惊奇地发现，去年那些村民不但安然无恙，而且相比去年，反而更加健壮。华佗不禁暗暗称奇，深入村民家中去了解其中原委，村民告诉华佗，由于疫情的发生，大家都没有力气去种粮，无奈之下，就去山上采挖一些野菜充饥，而吃得最多的就是一种叶片灰绿的蒿。华佗后来对这种蒿经过几年时间的摸索，有了新的认知，这种俗称灰蒿的植物，在每年的三月份、清明前后进行采摘，具有很好的作用，但过了这个早春季节之后，随着天气变热，这种蒿就失去了药用价值。

由此可见，茵陈生长不同阶段所具有的能量不同。就如同人一样，从小到老，身体里面的能量和各种功能都在随着年龄而变化。用茵陈类比人的一生，就是中医说的比象思维，因此，养生要遵循传统的自然规律，吃应季的水果、蔬菜，这样能量才是最充足的。

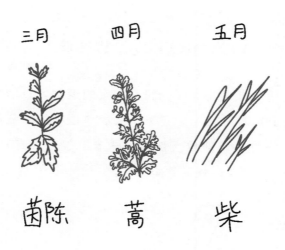

三月　　四月　　五月

茵陈　　蒿　　　柴

茵陈的性味功效

《神农本草经》中记载："茵陈蒿，味苦，平。主风、湿、寒、热邪气，热结黄疸。久服轻身，益气，耐老。"现代研究认为，茵陈，苦、辛，微寒，入肝、胆、脾经，具有清热利湿、消除黄疸之效，临床常用以治疗湿热黄疸、急性肝炎。

《千金要方》记载茵陈："治遍身风痒，生疮疥……茵陈不计多少，煮浓汁洗之，立瘥。"因为疮疥多由湿、风二邪引起，所以用茵陈煮水清洗，可以很好地治疗。

两脚不会移，
要吃五加皮

这句话是说五加皮可以治疗腿脚不便。

这话虽有点儿夸张，但有一定的道理。五加皮入药已有两千年的历史了，它是以五加科植物细柱五加的干燥根皮作为入药部位，性温，味辛、苦，具有祛风湿、活血脉、补肝肾、强筋骨的功效。

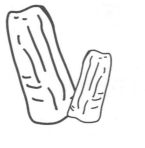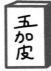

五加皮的功效

《神农本草经》中记载："五加皮，味辛，温。主心腹疝气，腹痛，益气疗躄，小儿不能行，疽疮，阴蚀。一名豺漆"。临床治疗风寒湿痹、筋骨挛急、腰酸腿痛、下肢痿软、脚气、水肿等。"小儿不能行"指小儿先天发育不足或后天失调所致的肢体姜软、不能行走的病症。

引起"不能行走"的原因有很多，可能是先天导致的，也可能是后天造成的。临床表现也是不同的，有麻木、无力、疼痛等，而长时间不能行走，最后一定会导致肌肉姜缩。《黄帝内经素问·痿论》中称为"痿躄"，"痿"是肢体软弱无力，筋脉弛纵不收；"躄"是足软无力，不能站立之意。《黄帝内经素问·痿论》曰："五脏使人痿……"，认为痿证是内脏虚损所致。中医认为，肾主骨，肝主筋，脾主肌肉，当内脏虚损时，营养供给不够，所以就会筋软骨脆。五加皮在补肝肾的同时，又可以很好地祛除体内的湿气，并活血化瘀，让气行得更畅通，更好地达到滋补的功效。

《巴蜀异物志》称五加皮为"文章草"。且诗云："文章做酒，能成其味，以金买草，不言其贵。"又云："五加者，五车星之精也。"即言："青精入茎则有东方之精，白气入节则有西方之津，赤气入花则有南方之光，黑精入根则有北方之粘，黄烟入皮则有戊己之灵。"所谓"宁得一把五加，不用金玉满车"等。五加皮深得医家、养生家的赞许。

陶弘景说："五加皮，煮根茎酿酒饮，益人"。古代医家认为，很多中药均可浸酒，"唯独五加皮与酒相合，且味美""其气与酒相宜，酒得之其味较佳也""添酒补脑，久服延年益寿，功难尽述"。取南五加皮，以粗长、皮厚、气香、无木心者为佳，洗净后煎汁，和曲酿酒；或切碎、袋盛，浸酒服。

菊枕常年置头下，
老来身轻眼不花

长期使用菊花枕，可以到老年时都身体轻健，眼睛不花。

一款舒适好用的枕头，能让我们安心入眠、睡得香甜。从原始的石枕、木枕、草枕，到现代的药枕、棉枕等，枕头伴随着人类社会的进步经历了岁月的沧桑。古人还在枕内放药以治病，叫作"药枕"。据《清宫二年记》记载，慈禧太后每年到秋菊傲霜怒放时，总要采摘大朵的菊花，装入枕袋，置头下就寝。

菊花的作用

菊花味辛、甘、苦，性微寒；归肺、肝经。菊花具有疏散风热、平抑肝阳、清肝明目、清热解毒的功效，主治风热感冒，温病初起，肝阳眩晕，肝风实证，目赤昏花，疮痈肿毒。《神农本草经》记载：菊花"主诸风头眩、肿痛，目欲脱，泪出，皮肤死肌，恶风湿痹。久服利血气，轻身，耐老，延年。"

明代医家李时珍认为，菊，味兼甘苦，性禀平和，得金水之精华尤多，能补肺、肾二脏。黄菊入金水阴分，白菊入金水阳分，红菊行妇人血分，都可入药。菊的苗可做蔬菜，叶可食用，花可做糕饼，根及种子可入药，装在布袋里可做枕头，蜜酿后可做饮品，自上而下，全身都是宝啊！

古人喜用菊枕，取其清热疏风、益肝明目的作用。另外，菊花散发的清香，可以镇静安神，有效地缓解失眠多梦、入睡困难等疾病。民间做菊枕时，通常还加入少量川芎、牡丹皮、白芷，这三味中药有活血行气、清热凉血、燥湿止痛、祛风解表、散瘀的功效，它们与菊花配伍，能增强菊花解毒明目、活血通络的药力，所以对肝火旺的人尤其适宜。

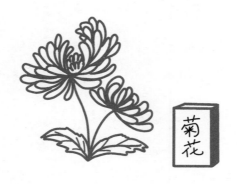

菊
花

菊花使用注意事项

要注意的是，菊花性微寒，因此并不是所有人都适合。平常手脚发凉、畏寒喜暖的阳虚之人不能用；脾胃功能弱，经常腹泻，喜暖怕凉的人，也不适宜。另外，菊花堆里常会有小虫子出现，需要将虫子杀掉，再将精选出的菊花阴干，放入枕套之中。菊花枕容易受潮，用一段时间后最好拿出来晒晒。

如果觉得菊花放在枕头里有些浪费，可以试试只用菊花的花瓣，菊花花瓣没有花蒂，枕起来会更加舒适，而且花瓣价格要比花朵价格稍微低一些，用菊花花瓣是物美价廉的选择。

家有地榆皮，不怕烧脱皮；
家有地榆炭，不怕皮烧烂

这句话说的是地榆对于烧伤的治疗作用，地榆皮可以治疗烧伤脱皮，地榆炭可以治疗烧伤皮肤溃烂。

地榆的功效

《神农本草经》中记载："地榆，味苦，微寒。主妇人乳痓痛，七伤，带下病，止痛。除恶肉，止汗，疗金创"。

地榆味苦、酸、涩，性微寒，归肝、大肠经。有凉血止血、解毒敛疮的功效。主治血热便血、痔血、崩漏，水火烫伤，湿疹，疮疡痈肿等。所以，烧伤、烫伤膏一般都有地榆。

如果有烧伤、烫伤，可以将地榆研成粉，跟蜂蜜一起调，外敷。如果皮肤疮烂难以愈合，可以将地榆配上白及一起用，白及有助于肌肉的生长。此外，地榆还治刀伤出血，所以可以入金疮散为药。痔疮出血、崩漏或者皮肤出血，眼睛血红，这些血热引起的病症，也都可以选择地榆。痢疾、带下、崩漏等疾病，用的都是地榆微寒、酸涩的收敛之性。

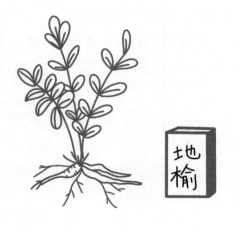

地榆治烧伤的故事

从前，苏州城张员外的女儿张鸣翠，与苏州知府的儿子陆逍遥，青梅竹马早有婚约。后因知府获罪，陆家家道中落，张员外悔婚，但因张鸣翠不改初衷，张家人怕她私奔，把她软禁在闺房之中。不料这年冬天，因隔壁家的小孩燃放烟花不小心引起火灾，把张家的大宅子给烧了。张家人慌乱之中没顾上张鸣翠。陆逍遥赶来救出她，并用地榆研磨成的粉和麻油调匀，给她治好烧伤。张员外因此成全二人婚姻，并资助小夫妻开了个药店。夫妻俩辛勤劳作，过上了幸福美满的生活。可见懂点儿中医药知识有多重要，接着说点儿专业的。

如果把地榆炒炭用，它的收敛止血之功就更强了。将地榆片置锅内用武火炒至表面呈焦黑色，内部棕褐色，喷洒清水少许，灭尽火星，取出凉透，晒干制作而成。《本草害利》记载：地榆炭"味苦，寒，入肝、大肠二经。止血痢肠风，除带下五漏，善主下焦血症，兼去湿热"。临床常用于治疗妇人血崩，有奇效！

当然《本草害利》也记载了地榆炭的禁忌："性寒而下行，凡脾胃虚寒作泄，法并禁用。白痢久而胃弱，胎产虚寒，泄泻血崩，脾虚作泄等症，亦在禁例。"指出由于本品性寒酸涩，凡是体内阳虚有瘀之人都要慎用。

地榆主产于东北地区及内蒙古、山西、陕西等地；长叶地榆主产于安徽、浙江、江苏、江西等地。春季将发芽时或秋季植株枯萎后采挖，除去须根，洗净，干燥，或趁鲜切片，干燥。

识得八角莲，
可与蛇共眠

此谚语载于清代赵学敏所编的《本草纲目拾遗》，八角莲可以治疗一切热毒，尤以治疗毒蛇咬伤作用好。

怎么认识八角莲

首先，八角莲产于湖南、湖北、浙江、江西、安徽、广东、广西、云南、贵州、四川、河南、陕西等地。多生于山坡林下、灌丛中、溪旁阴湿处、竹林下或石灰山常绿林下，海拔 300~2 400 米处。各地叫法不同，如鬼臼、金魁莲、旱八角、叶下花、一把伞、马眼莲、独叶一枝花、八角盘、六角莲、独脚莲、独角莲、八角金盘、山荷叶，等等。

其次，它是多年生草本植物。植株高 40~150 厘米。根状茎粗壮，横生，肉质，多须根，比黄精的根状茎须根更多；茎直立，不分枝，无毛，淡绿色。茎生叶 2 枚，薄纸质，互生，盾状，近圆形，直径达 30 厘米，4~9 掌状浅裂，裂片阔三角形，卵形或卵状长圆形，一般有八个角，长 2.5~4 厘米，基部宽 5~7 厘米，先端锐尖，不分裂，上面无毛，背面被柔毛，叶脉明显隆起，边缘具细齿；下部叶柄长 12~25 厘米，上部叶柄长 1~3 厘米。

花梗纤细、下弯、被柔毛；花深红色，5~8朵簇生于离叶基部不远处，下垂；萼片6，长圆状椭圆形，长0.6~1.8厘米，宽0.6~0.8厘米，先端急尖，外面被短柔毛，内面无毛；花瓣6，勺状倒卵形，长约2.5厘米，宽约0.8厘米，无毛；雄蕊6，长约1.8厘米，花丝短于花药，药隔先端急尖，无毛；子房椭圆形，无毛，花柱短，柱头盾状。浆果椭圆形，长约4厘米，直径约3.5厘米。种子多数。花期3—6月份，果期5—9月份。

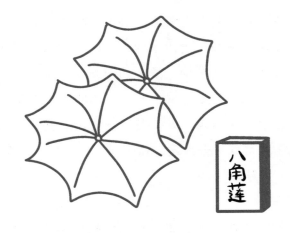

八角莲的性味、功效

《神农本草经》中描述：八角莲"味辛，温。主杀蛊毒，鬼疰精物。辟恶气不祥，逐邪解百毒。"因其味辛温，有小毒，用它来解毒，是以毒攻毒。

《本草经集注》记载：八角莲"味辛，温、微温，有毒。主杀蛊毒，鬼疰，精物，辟恶气不祥，逐邪，解百毒。治咳嗽喉结，风邪烦惑，失魄妄见，去目中肤翳，杀大毒，不入汤。"临床常用八角莲治疗蛇毒咬伤，各种痈伤肿毒（包括皮肤疖肿、淋巴结炎、腮腺炎、带状疱疹等疾病），跌打损伤。

注意《本草经集注》中说它不入汤，就是说它不能口服，但临床偶有口服的。

临床用法介绍

1. 毒蛇咬伤　八角莲捣烂，用纯粮酿造黄酒冲服，所余药渣敷伤处周围。或八角莲根加白酒磨细，涂患处，也可内服。

2. 肿毒初起　八角莲加红糖或酒糟适量，一起捣烂敷贴，每天换 2 次。若咽喉肿痛，用八角莲磨汁小口频咽。如果有疔疮，用八角莲 8g，蒸酒服；并用须根捣烂敷患处。

3. 跌打损伤　八角莲根研成细末，用酒送服，每天2 次。

4. 瘰疬（淋巴结结核）　八角莲、黄酒，加适量水煎服。

5. 缠腰火丹（带状疱疹） 八角莲根研末，加醋调涂患处。

无牛膝，
不过膝

没有牛膝，药力不能到膝关节以下。

牛膝的性味功效

牛膝是苋科牛膝属多年生草本植物牛膝的根，又名牛茎、百倍、山苋菜、对节菜等。《神农本草经》将其列为上品："味苦、平。主寒湿痿痹、四肢拘挛、膝痛不可屈伸，逐血气，伤热火烂，堕胎。久服轻身，耐老。"

牛膝的形象

牛膝的植株可高达 1 米左右，茎直立，中部以上近四棱形或方形，具条纹，有疏柔毛，最突出的特征是茎上的一个个"关节"十分强大：粗大的膨起，又结实，又坚硬，显得强壮有力，就像牛的膝盖，故得名"牛膝""牛茎"——像牛的膝盖一样的茎。

牛膝属于"隰（xí）草类"——靠近水边的低湿地所

生的草。牛膝生于河边、荒地阴湿处，甚至可以生长在流水的溪沟石边，自然环境造就了牛膝的利湿作用，加之"酸则舒筋，苦除湿热"（《本草经解》），所以，《神农本草经》记载牛膝的第一作用就是治疗"寒湿痿痹、四肢拘挛、膝痛不可屈"的病症。

《神农本草经集注》曰："其茎有节，似牛膝，故以为名。"根据取类比象的道理，根相当于人体的膝盖，从古至今，不论动物还是人类，膝盖具有支撑全身体重的作用，站在平坦的地方，左、右膝盖就会承受相当于体重的负荷。而在运动时，还要承受更大的负荷，所以，膝盖是全身承受最大力量的关节。而古人的观念中，牛即等于大，牛是动物中的大牲口。《说文解字》曰："牛，大牲也，牛件也。件，事理也。"牛的身体大，力量也很大，耕田拉车的时候，力量主要集中于膝部，"牛之力在膝"（《本草崇原》），在"形同而性亦近"的理论指导下，古人认为茎节如同牛之膝盖的植物，肯定能健腰膝，壮筋脉。

清代医家徐大椿阐述其医疗原理说："凡物之根皆横生，而牛膝独直下，其长细而韧，酷似人筋，所以能舒筋通脉，下血降气，为诸下达药之先导也"（《神农本草经百种录》）。因此，牛膝能引药下行，就像一个向导一样，具有引诸药直达人体下半身，治疗下半身疾患的作用。《医学衷中参西录》说："善引气血下注，是以用药欲其下行者，恒以之为引经。"所以，有"无牛膝，不过膝"之说。凡治疗下半身疾病的方剂中，每每加入牛膝以"载药下行"，使药力直达病所。

不仅如此，牛膝还能通经活络，"走十二经络，助一身元气"(《景岳全书》)，治疗"筋节间病"。

这些都是对牛膝取类比象的用法。

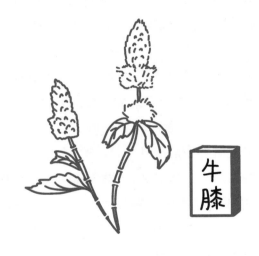

牛膝性善下行之用

《神农本草经百种录》说："筋属肝，肝藏血，凡能舒筋之药，俱能治血，故又为通利血脉之品。"牛膝具有活血通经的功效，加之"性善下行"，所以，能治疗瘀血阻滞之经闭、痛经、经行腹痛、胞衣不下等症。

牛膝可用于引胎下行。《本草崇原》分析说："根下之茎，形如大筋，性唯下泄，故堕胎。"

牛膝可用于引火下行。《本草正义》说："牛膝，味苦性降，清热降火。"适用于火热上炎、阴虚火旺导致的头痛、眩晕、牙痛、口舌生疮、吐血、衄血等病症。还可以与生地黄、石膏、知母、麦冬同用组成玉女煎，治疗胃热阴虚导致的牙龈肿痛、齿松牙衄等症。

牛膝引血归冲脉，用于回乳。明代著名医学家薛立斋有"血者，水谷之精气也，和调于五脏，洒陈于六腑，妇人则上为乳汁，下为月水"的论述。牛膝能引血下行，使血归于冲脉，从而不再化生乳汁，则乳自回。

牛膝可引石下行，用于治疗胆囊、肾、膀胱、尿道部位结石。

可见，牛膝是引药下行的要药！

现在临床有川牛膝和怀牛膝之分，总称为牛膝。怀牛膝补肝肾、强筋骨作用好，而川牛膝通利关节、活血通经作用强。临床应用要适当区分。

另外，需注意，因牛膝性善下行，脾虚泄泻、梦遗滑精、月经过多、多尿、泻痢、崩漏等病症，以及妊娠期、哺乳期妇女，均不宜用牛膝。

大黄医好人无功，
人参治死人无过

用大黄给人治好病也没有人表扬，用人参即使把人治死了，也没有人责怪。这说的是大众的心态，这种心态与药物的性味有关。

大黄大泻

大黄味苦，性寒，归脾、胃、大肠、肝、心包经，有泻下攻积、清热泻火、凉血解毒、逐瘀通经的功效。《神农本草经》记载：大黄"味苦、寒，下瘀血，血闭，寒热，破癥瘕积聚，留饮，宿食，荡涤肠胃，推陈致新，通利水谷，调中化食，安和五脏。"大黄是苦寒泻下的要药。临床主要用于治疗有实热且不通的病症（比如严重大便干燥不通）、结块等，通下的力量非常强。要知道拉肚子会伤人正气，有句俗话说："好汉架不住三泡稀"，可见拉肚子对人的影响有多大。所以，无论医家还是病人，都对这味药有成见。

曾有这么一个医案：一位住院昏迷不醒的老人，请专家会诊，所有专家都认为要补一补，是太虚了（老人体虚正常）。只有一位大师上前诊断，立马开了一副有大量大黄的方子，众人皆有异议，但最终还是听从大师的。

药喝下后，病人清醒了。这是为什么呢？因为此病人虽然体虚，但很多天没大便了，腹胀硬，这是胃家实的表现，所以，一定要先通大便，把热先泻去，然后再补虚，才能活命。这是急则治其标的具体表现。

当然，现在很多人使用大黄的这一特点来减肥，但是大家注意，大黄苦寒，易伤胃气，脾胃虚弱者慎用。而且，拉肚子减肥很伤人正气，实在不推荐大家这么做。

另外，很多人不知道大黄在使用过程中还有其他注意事项，如攻下要用生大黄，入汤剂要后下，或用开水泡服，如果久煎，泻下力就会减弱。酒制大黄泻下力较弱，活血作用比较好，多用于瘀血证。大黄炭有收敛止血的作用，临床多用于出血证。研究表明，大黄用量大小不同，功效也不同。还要注意大黄性沉降，且善活血祛瘀，故妇女妊娠期、月经期、哺乳期都忌用。

大黄，因其性泻，使用时大家往往会注意些。人参就不同了。

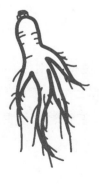

人参大补

众所周知，人参是好东西，大补呀！

人参味甘、微苦，性微温，归肺、脾、心经，具有大补元气、补脾益肺、生津、安神益智的功效。

《神农本草经》中说：人参"主补五脏，安精神，安魂魄，止惊悸，除邪气，明目，开心益智。久服，轻身延年。"这么多好处，更重要的是延年呀！这是人类所追求的，古有秦始皇炼制长生不老药，今有科幻大片不死之体。古代有人病情危重，一碗独参汤下肚，人就活过来了。其实，也有很多没活过来的，这种情况下，不懂医理的病人家属也理解，毕竟最好用、最补的人参都救不过来了，那也没办法了。

那么为什么会出现"人参杀人人不知，大黄救人人不用"的情况呢？这就是药对不对症的问题。下面我们就来说一下。

清代名医郑钦安有句话说得特别好："病之当服，附子、大黄、砒霜是至宝；病之不当服，（人）参、（黄）芪、鹿茸、枸杞皆是砒霜。"王肯堂说得更是令人毛骨悚然："近世用人参者，往往反有杀人之害。"

我们都知道人参是一种名贵大补之药，很多人认为补一补有好处，都用人参来补身体。但是他们只看到人参补元气的这一面，却不知道实证不能用补，就是说如果服用人参不对症的话，不仅对我们的身体没有任何益处，甚至还会有害。研究发现，正常人长期服用人参或人参制剂，可能出现腹泻、皮疹、失眠、神经过敏、血压升高、忧郁、性欲亢进（或性功能减退）、头痛、心悸等不良反应。人参急性中毒会有出血的特征。所以，即使人参大补，服用也需谨慎。

服用人参的注意事项

高热、口渴、烦躁、大便干结、小便黄赤、舌苔黄，属于实热证者，不宜用人参。腹胀、食欲不振、口臭口苦、渴不多饮、舌苔厚腻，属于湿热内盛证者，不宜用人参。健康儿童不宜用人参和人参类的补品，防止早熟。健康人也不宜长期服用人参。晚上不宜服用人参。

服用人参时忌食萝卜、绿豆、螃蟹以及强碱性食物，如葡萄、茶叶、葡萄酒、海带等。

与其他中药配伍禁忌：人参反藜芦，畏五灵脂，恶皂荚、黑豆，因此要避免与以上这些药物配伍使用。刺五加与人参的生理活性相似，毒性相似，这两种药不宜一起使用。

还有很多西药不宜与人参一同使用，如维生素C、烟酸、谷氨酸、胃酶合剂等酸性较强的药物，人参可使上述药物分解，药效降低。人参如果与可待因、吗啡、哌替啶、苯巴比妥同用，会加重麻醉作用，抑制呼吸。人参如果与强心苷类药物合用，药效累加，会增加毒性。人参与降糖药甲苯磺丁脲、格列本脲等同用，可使血糖升高，病情加重。人参与含有金属的盐类药物（如硫酸亚铁等）联用，会形成沉淀。人参与阿托品同用，会减弱人参的降压作用。

人参、大黄这些性味峻猛的药物，对症用药才是王道！

哑巴吃黄连，
有苦说不出

这句话就是让我们知道黄连的味道是极苦的。哑巴本身就不能说话，吃了黄连就更有苦难言。黄连这味药药性是大苦大寒的，苦能够燥湿（伤津液），入心，心开窍于舌，寒能够收引；人说话依赖于舌头，现在津液少了，舌头失去了濡养，寒性又使舌头收引，更加无法发挥其作用。以此夸张的手法说明黄连的苦味难耐。

黄连的性味功用

《神农本草经》记载：黄连"味苦，寒。主热气目痛，眦伤泣出，明目，肠澼，腹痛，下利，妇人阴中肿痛。"黄连苦寒，可以治疗体内有热导致的眼睛疼痛，烂眼角，淌眼泪；可以泻火明目；还可以用来治疗肠胃湿热所致的腹泻、痢疾、腹痛，女性阴部肿痛。现在临床用于治疗一切上焦热盛的疾病。

黄连苦寒，很多人认为黄连只是清火的，其实，清火只是黄连收藏作用的一种体现。另外，黄连这股收藏的力量，还可以用来收藏身体的阴气。当人体阴虚的时候，可以用黄连辅助来收藏阴气，比如，乌梅丸中的黄连，就是帮助收藏的。肾阴虚的时候，也可以用少量的黄连帮助收藏，但不可大量，大量会造成气的郁滞，即气走不动。黄连和滋养的药（如黄精、熟地黄、山药等）配合使用，可以把阴气慢慢收进去，起到滋补之效。孙思邈《备急千金要方》已有相关记载。

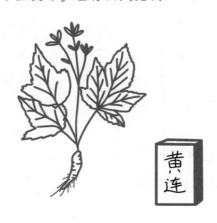

黄连使用注意事项

因为苦寒和这一份收敛之力，会把脾胃及全身的阳气敛住并消耗掉，所以，我们使用黄连的时候要中病即止，不能长时间使用，而且脾胃功能不好的人要慎用。

现代人工作和生活压力大，因此许多医者就认为病人以火为主，治疗以泻火解毒为要，殊不知长期服用苦寒药物，会造成许多病人体内寒凉的结局，因为"阳化气，阴成形"，阳气受损，阴寒内盛，日久会形成有形之物。

《黄帝内经灵枢·水胀》曰："肠覃何如？岐伯曰：寒气客于肠外，与卫气相搏，气不得荣，因有所系，癖而内著，恶气乃起，瘜肉乃生……石瘕何如？岐伯曰：石瘕生于胞中，寒气客于子门，子门闭塞，气不得通，恶血当泻不泻，衃以留止，日以益大，状如怀子，月事不以时下。皆生于女子，可导而下。"肠覃，是指妇女下腹部有块状物，而月经又能按时来潮的病证。石瘕是女性子宫内有块状物形成，日渐增大，如怀孕状，并有闭经等。肠覃、石瘕都是由寒而生。其他疾病，如临床多见的胃肠息肉、肺结节、子宫肌瘤、卵巢囊肿、甲状腺肿也与寒气重有关。

肿瘤的本质是阳气不足、阴寒积聚。所以，还请大家慎重使用苦寒药。

棒打苍术，
火燎天麻，
抽心远志，
剥皮桔梗

这句话说的是中药的不同炮制方法。苍术传统的采收加工方法是以撞去须根后的根茎入药，而天麻需要火烧，远志需要抽去木心来用，桔梗则需要剥皮。

中药选材简单，就是身边的东西，但是使用却很有技巧，所以中药制药是一个很重要的专业。

苍术的性味功效

苍术，味辛、苦，性温，归脾、胃、肝经，具有燥湿健脾、祛风散寒、补虚明目的功效。主治湿阻中焦证、风湿痹证、风寒挟湿证、夜盲症及眼目昏涩等。

使用注意事项：忌雀肉、青鱼、桃、李、白菜、芫荽、大蒜。阴虚内热、气虚多汗者忌用。

苍术的制备

野生苍术可以在春季、夏季和秋季进行采挖，以8

至 9 月份采挖的质量最好。人工栽培的苍术，需要至少生长 2 年以后才能进行采收。

采收时可以人工挖取，也可以利用农机具挖出苍术根茎，然后去除茎叶和泥土，在阳光下晾晒到半干时，用树枝或扫帚拍打，也有用木棍敲打的，目的是去掉干燥的须根和表皮，然后继续晾晒，这个敲打过程被称为"棒打苍术"；晒到六七成干时，再重复敲打一次，去掉残留须根和老皮；最后，在完全晒干时，把还带有须根的苍术挑选出来，再继续敲打以完全去掉须根，然后装入麻袋保存在阴凉干燥通风处。

研究表明，苍术同属关苍术的须根与根茎的化学成分有相似之处，但并不完全相同，须根的多数成分含量明显低于根茎，所以，须根不宜与根茎等同入药。

这棒打的过程可以使药力更强，是苍术加工中最具特点的一步。

天麻的性味功效

天麻，味甘，性平，归肝经，具有息风止痉、平抑肝阳、祛风通络的功效。主治肝风内动所致的惊痫抽搐、眩晕、头痛、肢体麻木、手足不遂及风湿痹痛等疾病。

注意：孕妇慎用；老年人和婴幼儿不宜长期服用。

另外，天麻性偏温，善治肝风兼夹痰湿的病人。由于阴虚火旺、血虚血燥、实热内炽而致肝风内动或肝阳上亢者不宜单味药服用。气血两虚者不宜单味药服用。

天麻的制备

天麻挖出后要立刻洗净，擦去粗皮，或者火烧后立刻水煮，这是中药的一种加工方法。天麻除了用水煮以外，还可以蒸，这是加工的第一个步骤，其目的主要是消菌灭酶、固化成分、便于加工贮藏，其后还要晾晒、揉搓、发汗、定型、干燥等。

这里火燎天麻，说的是天麻制备过程中火烧的工艺。火烧可以快速让粗皮剥脱，便于清理。

不同的研究表明，不同加工方法对天麻的有效成分有明显的影响。相对于蒸法或不杀青处理的天麻，煮法杀青，天麻活性成分总含量最高；而从不同干燥温度来看，恒温条件下，65℃干燥，天麻中有效成分天麻素和对羟基苯甲醇含量较55℃、50℃要高，而另一项研究将温度提高到70℃后，发现70℃干燥下活性成分总含量最高。由此可见，火燎是保证天麻有效成分最大化的一种加工方式。

远志的性味功效

远志，味苦、辛，性温，归心、肾、肺经。

远志有安神益智、祛痰消肿的功效，可用于心肾不交引起的失眠多梦、健忘惊悸、神志恍惚，也可用于痰湿阻滞引起的咳嗽痰多、痈疽疮毒、乳房肿痛及喉痹等病症。

远志的制备

《雷公炮炙论》中指出："凡使远志，先须去心，若不去心，服之令人闷。"现在远志有直接切段生用的；也有去心后，用熟甘草汤泡一宿，捞出，晒干用的炙远志；还有以炼蜂蜜加入适量开水和匀，拌入炙远志，稍焖，微炒至不黏手为度，取出放凉留用的蜜远志。

远志与茯苓、冬葵子、龙骨配伍使用效果更好。

使用远志时，忌食肉类和生葱，忌饮冷水。

桔梗的性味功效

桔梗味苦、辛，性平，归肺经。

桔梗有宣肺、祛痰、利咽、排脓的功效，辛散苦泄，开宣肺气，祛痰利气，无论寒或热导致的咳嗽痰多、胸闷不畅皆可应用。因其能宣肺泄邪以利咽开音，故可用它来治疗咽喉肿痛、失音。因其性散上行，能利肺气以排壅肺之脓痰，所以可用它来治疗肺痈吐脓；又因其可宣开肺气而通二便，也用于治疗癃闭、便秘。

注意事项：饮食方面忌猪肉。本品性升散，凡气机上逆所致的呕吐、呛咳、眩晕及阴虚火旺导致的咳血等，均不宜用。另外，桔梗用量过大易致恶心、呕吐，一般干品用 3~9g。

桔梗的制备

桔梗一般在春、秋两季采挖，去净泥土、须根，趁鲜刮去外皮，干燥。桔梗的皮如果不剥掉，很难晒干，剥完皮的桔梗几天就干了，不剥皮的桔梗最起码要晒半个月以上。现在制备时也有不去外皮的，多项研究表明，去皮桔梗的有效成分含量明显高于带皮桔梗，因此，不去外皮功效下降，用量需加大。桔梗味苦，皮更苦，带皮药用价值还下降，自然是去皮的更好。清代《修事指南》对中药加工中去皮的解释是"去皮免损气"。

另外，东北有一种著名的"狗宝咸菜"是由桔梗制成的，桔梗的皮不单苦味明显，还嚼不烂，这咸菜自然是去皮桔梗制成的。不知桔梗去皮是不是与人们发现桔梗去皮后变嫩，并把它做成咸菜有关。

总之，所有中药的制备过程中，每一个工艺都是为了得到相应的药效。棒打、火燎、抽心、剥皮等方法，都是生活智慧的积累。

天黄有雨，
人黄有病

这句话是有深厚的天人相应理论背景的。

《黄帝内经素问·阴阳应象大论》曰："中央生湿，湿生土，土生甘，甘生脾，脾生肉，肉生肺，脾主口。其在天为湿，在地为土，在体为肉，在脏为脾，在色为黄，在音为宫，在声为歌，在变动为哕，在窍为口，在味为甘，在志为思。"

天人相应的五运基础

这段文字是黄帝在明堂里，开始厘正天之纲纪，考建五运的常理时，天师岐伯在解释时说的一段话。在此之前，岐伯解释说了，天显示的是日月二十八星宿等星象，地形成了有形的物质。日月五星围绕在太空之中，五行附着在大地之上。所以，地载运各类有形的物质。太空布列受天之精气的星象。地之形质与天之精气的运动，就像根和枝叶的关系。虽然距离很远，但通过对形象的观察，仍然可以知道它们的情况。

那五运在大地上的具体体现是什么呢？就有了以东、南、西、北、中五个方位为中心与五运对应的解释。

黄色对天对人的标示

这段文字说的是中央这个方位对应的五运特点：中央应长夏而生湿，湿能生土，土气能产生甘味，甘味入脾，能滋养脾脏，脾气能滋养肌肉，脾气通过肌肉而滋养肺脏。它的变化在天为湿气，在地为土，在人体为肌肉，在气表现为物体充盈，在脏应于脾。其性质是安静并能兼化万物，其"德"表现为濡润，其功用为生化，其颜色为黄色，其转化表现出万物盈满，其虫为倮虫，其执政表现为安静，其令为布化云雨，其变动为久雨不止，其灾为湿雨土崩。

给大家把重点提出来，就是土运，颜色是黄色的，其令"云雨"，在脏应脾，在人体为肌肉。也就是说，天变成黄色，就是湿气重了，要下雨了。人如果黄了，就是脾虚了，往往表现出肌肉的病变来。"面黄肌瘦"就是这一理论在人体表现的高度概括。

有人可能会说，我们是黄色人种，所以发黄是正常的。这就不对了，我们黄种人的正常肤色是红黄隐隐。黄是隐含的，外露了就有问题了。

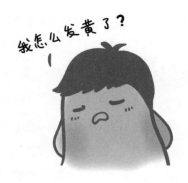

人黄的病情分析

《诸病源候论》记载："黄病者，是热入（于）脾胃，热气蕴积，与谷气相搏，蒸发于外，故皮肤悉黄，眼亦黄。脾与胃合，俱象土，候肌肉，其色黄，故脾胃内热积蒸发，令肌肤黄。此或是伤寒，或时行，或温病，皆由热不时解，所以入胃也。"这里的黄病是一种伴有全身疼痛、发热的外感疾病，是外感邪气导致热入脾胃而出现遍身发黄的表现。

另外，《四诊抉微》曰："脾王中央，属土而色黄。黄为湿、为热、为虚，而有阴暗之分。挟热则色鲜明，挟湿则色昏滞，女劳酒疸则色昏黑。"对黄色的诊断进行了分析，指出人发黄有湿、有热、有虚，而这些黄又表现出不同的特点：如果是有热，那黄色鲜明；如果是有湿，那黄色暗滞；如果是阴虚为主的女劳疸或酒疸，那黄色带晦暗的黑色。这是告诉大家如何分析人黄的病情。

"气交"天人相应的基础

"天黄有雨，人黄有病"，这句话强调了天人相应的同时，也提示了黄的基础在于有湿。这个湿，就是天外显的六气之一。天人相应最重要的体现是合于"气"。《黄帝内经》提出"气交"的概念："言天者求之本，言地者求之位，言人者求之气交。帝曰：何谓气交？岐伯曰：上下之位，气交之中，人之居也。"天、地、人三者是一气分布到不同领域的结果。"天枢之上，天气主之；天枢之下，地气主之；气交之分，人气从之，万物由之。"人与万物，生于天、地气交之中，人气从之则生、长、壮、老、已，万物从之则生、长、化、收、藏。人虽有自身特殊的运动方式，但其基本形式——升降出入、阖辟往来，是与天地万物相同、相通的。

站着说话
不腰疼

这句俗语来自先秦秦孝公和商鞅的故事。

话说秦孝公宠臣景监将商鞅引荐给秦孝公，秦孝公在朝殿与商鞅纵论天下治国经纶，景监作陪。当时秦孝公端坐，商鞅、景监长坐（即把膝盖跪于地，双足垫于臀下），自早晨畅谈至日暮，商鞅说到激扬处忘形于礼，起身立于殿中侃侃而谈，浑然不觉。景监长坐一日，身心俱疲，见君臣并无结束之意，遂频频向商鞅暗使眼色，意即打住。但商鞅并不理会，直至二更才由秦孝公打断，赏赐御膳而去。席间商鞅问景监为何频使眼色，景监说："我跪得浑身都麻木了，酸软如泥，你倒站着说话不腰疼。"后来这句话就流传下来了。为什么"站着说话不腰疼"呢？

站着说话不腰疼的原因

一说起腰疼，很多人可能就会想到腰椎间盘的问题。有研究表明，站立时腰椎间盘受的压力最小。

人体脊柱的结构较为复杂，以成年人为例，除了骶骨、尾骨，脊柱的椎骨一共有 24 块，但是椎间盘只有 23 个。椎间盘位于两个椎体之间，其中最厚的椎间盘是腰椎间盘，厚度约为 9 毫米。脊柱两侧的肌肉就像是两根挂在上面的弹簧，平常椎间盘不仅要承担身体给的压力，还要承受肌肉在收缩时对其无情的"挤压"。对坐着和站着的椎间盘状态进行对比时发现：站立时，上半身的重量由腹部肌肉一起分担，脊柱两侧肌肉收缩程度为中等，椎间盘的压力较小；坐着时，腹部放松，脊柱两侧肌肉重度收缩，压力集中在椎间盘，椎间盘所受压力是站着时的 4 倍。

另外，经常坐着的人，腰骶部肌肉长期处于紧张状态，而且，久坐缺乏运动，腰部的血液循环不畅通，代谢缓慢，所以，更容易出现腰肌劳损。

从这个角度来看，站着说话不会腰疼。

可是，有个前提，就是这个人肾不虚。

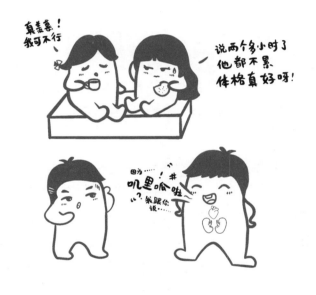

腰为肾之府

《黄帝内经》曰："腰者，肾之府，转摇不能，肾将惫矣。"因为两肾在腰内，脊柱两侧，左右各一。肾属腹膜后器官且整个被腹膜覆盖。腹膜下组织将整个肾贴附在后腹壁上，这些组织增厚，形成肾筋膜。左、右两侧肾筋膜在第 12 胸椎和第 1 腰椎的前方融合在一起，肾筋膜非常强韧，向上连接到膈肌，向后包覆了腰部的腰方肌和腰大肌，并固定在脊柱的前外侧。

因为"肾足少阴之脉，起于小趾之下，斜走足心……贯脊属肾"，所以有"是主肾所生病者……脊股内后廉痛"，就是腰、臀、大腿后侧疼痛。

还有"足少阴之别，名曰大钟，当踝后绕跟，别走太阳……外贯腰脊，其病……虚则腰痛""足少阴之筋，起于小趾之下……循脊内，挟脊……其病，足下转筋，及所过而结者，皆痛及转筋，病在此者……在外者不能俯，在内者不能仰，故阳病者腰反折不能俯，阴病者不能仰""肾热病者，先腰痛胻酸"。

由此可见，肾虚的话，无论是站是坐，都有可能腰疼。并且，站得时间长了，也可能腰疼。

久立伤骨

《黄帝内经》曰："久视伤血，久卧伤气，久坐伤肉，久立伤骨，久行伤筋。"说的是，用眼过度了，会伤血，表现为眼干、眼涩、面色苍白、入睡困难；躺得时间长了会伤气，表现为全身乏力；坐得时间久了，会伤肉，表现为肌肉酸痛；站得时间久了，会伤骨，表现为腰膝酸软；走得时间久了，会伤筋，表现为筋酸痛、乏力。

其中久坐伤肉是因为脾主肉，伤肉就会累及脾，脾主运化的能力下降，导致气血运行不畅，引起腰部血液不循环，发生劳损疼痛。故事中坐着的那位，就是肌肉的疼痛，这种疼痛在活动后就可以很快缓解。而久立伤骨，肾主骨，生髓充脑，腰为肾之府。伤骨累及肾了，那这一连串的损伤就大了，不是活动一会儿就可以解决的。故事中商鞅也仅是因为说得太激动了，"忘形于礼"才站起来到处走动，所以，他那是适当活动了，算不上久立，不至于伤骨，也就没有腰疼的问题了。

由此可见，并不是说站着就对腰好了，而是要注意改换体位，气血运行无碍，腰就不会疼。

男怕穿靴，
女怕戴帽

这句话的意思是说，若男性水肿从下肢开始，女性水肿从头面开始，意味着凶兆，疾病将往坏的方向发展，较为危险。这是把下肢水肿称为"穿靴"，把头面部水肿称为"戴帽"。现代医学认为，"穿靴"是心脏功能受损，"戴帽"是肾脏功能受损。为什么男性怕下肢肿，女性怕头面部肿呢？

水肿的病因

身上肿起来，是因为水液循环差了。《黄帝内经素问·经脉别论》曰："饮入于胃，游溢精气，上输于脾，脾气散精，上归于肺，通调水道，下输膀胱，水精四布，五经并行。"可见人体水液的运行，与很多脏腑功能密切相关。

肾主水，一身的水液运行关键在肾。《黄帝内经素问·水热穴论》曰："肾者至阴也，至阴者盛水也，肺者太阴也，少阴者冬脉也，其本在肾，其末在肺，皆积水也。"肾属于至阴之脏，在五脏中，肾所处的位置最低，所以是至阴之脏，至阴属水，位置最低的地方才能聚水，所以肾是主水的脏器。肺属于太阴，有藏精气而泄的特点，处在五脏中位置最高、最外围的地方，就如太阳相对于地球一样，所以称太阴。肾脉属于少阴，是旺于冬令的经脉。所以，水之根本在肾，水之标末在肺，就如同一棵大树，肾是根，肺是叶。不论哪里出了问题，都会导致水液代谢异常。所以说，肺、肾两脏都能积聚水液而为病。

肾是怎么聚水生病的呢？"肾者胃之关也。关门不利，故聚水而从其类也。上、下溢于皮肤，故为胕肿。胕肿者，聚水而生病也"。也就是说，水液在体内代谢时，喝进来的水液进入胃后，本来要运输到全身，但肾是胃的关卡，关卡开放不通畅，水液运行就停聚，而水液在体内一停聚，就会出现"同声相应，同气相求"的现象，也就是说，水液要往一起聚集，这聚集在一起的水液，在人体上、下泛溢于皮肤，就形成浮肿。所以说，浮肿的成因，就是水液积聚而生病。其关键在肾。

何为风水？"肾者牝脏也，地气上者属于肾而生水液也，故曰至阴。勇而劳甚，则肾汗出；肾汗出逢于风，内不得入于脏腑，外不得越于皮肤，客于玄府，行于皮里，传为胕肿。本之于肾，名曰风水。"这是说，肾在人体五脏的最下部，属阴。凡是由下而上蒸腾的作用都属于肾的功能，因为由下而上蒸腾，就会出现气化现象，进而生成水液，所以肾被称为"至阴"。如果过度劳累（或房劳太过），那汗就出于肾；汗出于肾时再遇风邪，风邪从开泄之腠理侵入，汗毛孔突然闭合，汗出不尽，向内不能入于脏腑，向外也不得排泄于皮肤，于是滞留在汗毛孔之中、皮肤之内，最后形成浮肿。这个病，本在于肾，病名叫"风水"。可见，水肿的形成影响了汗毛孔，而肺主皮毛，也就是肺的功能受到了影响。当然，如果肺的功能足够强大，不为风邪所伤，那也就不会形成水肿。

由此可见，水肿关键在肾，同时与肺、脾、胃相关。所以，治疗水肿时，往往从肾、肺、脾、胃去调。外以宣发肺气，内以健运脾胃，下以通利水道。

另外，水肿还有阴阳之分。

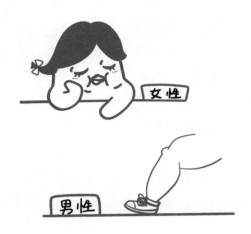

阴水、阳水

《医学入门》曰："水肿上下阴阳微，阳水，多外因涉水冒雨，或兼风寒、暑气，而见阳证；阴水，多内因饮水及茶酒过多，或饥饱、劳役、房欲，而见阴证。阳水，先肿上体，肩背手膊，手三阳经；阴水，先肿下体，腰腹胫跗，足三阴经。故男从脚下肿起，女从头上肿起者为逆，阴阳微妙如此。"这里说的是，水肿从上部开始出现或从下部开始出现，有阴损或阳损的微妙差异。阳水，大多是因为淋雨蹚水，或者同时受风寒、暑气的损伤，表现出阳证；阴水，大多是从内损伤，喝水或茶、酒过多，或者过饥过饱、过度劳累、性生活过度，从而出现阴证。阳水是从身体上部先肿，到肩背、上肢——手三阳经；阴水是从身体下部开始肿，到腰腹、腿脚——足三阴经。所以，男性从脚下肿起，女性从头上肿起，兼为逆证，不好治，这就是阴阳的微妙。

阴阳、男女、上下的关系

这里的阴阳怎么理解？

《黄帝内经》曰："阴阳者，血气之男女也；左右者，阴阳之道路也；水火者，阴阳之征兆也。"男为阳，为火；女为阴，为水。

分析一下，男性本属阳，阴相对不足，上实下虚，如果损伤在上面，伤及阳经，在阳分，就如阳水，治疗时助其本性，温阳发汗，容易修复。而如果损伤在下面，伤及三阴经，在阴分，就如阴水，治疗时要调补其本就虚的阴气，如逆水行舟，那就不容易了。女性本属阴，阳相对不足，上虚下实，情况正好相反。

就如同"春夏养阳，秋冬养阴"。春夏阳气充足，气候温热，此时再吃点儿温热的食品或用艾灸，给那些阳虚怕冷、手脚冰凉、形体肥胖的人补补阳气，借势可以事半功倍，就可以手脚温暖了，形体水湿化掉了，自然也就苗条了。秋冬阴气日盛，这时候给那些阴虚火旺、手脚心发热、形体消瘦的人喝汤养阴，就容易把虚火给平了，手脚心就不热了，人也养胖了。这也是冬病夏治、夏病冬治的基础。

由此可见，这"男怕穿靴，女怕戴帽"的说法，就是在说阴阳、男女、上下、逆从的关系。

撑痢疾，
饿伤寒

吃撑容易得痢疾，饥饿容易得伤寒。

痢疾临床症状

痢疾是中医病名，以大便次数增多、腹痛、里急后重、痢下赤白黏冻为主要症状，是夏、秋季节常见的传染病。西医学中的痢疾以细菌性痢疾、阿米巴痢疾为主，而临床上溃疡性结肠炎、放射性结肠炎、细菌性食物中毒等出现类似症状的，都属于中医的疾病范畴。

痢疾与撑的关系

《黄帝内经》在讨论脾与胃的关系时，有"食饮不节，起居不时者，阴受之……阴受之则入五脏……入五脏则䐜满闭塞，下为飧泄，久为肠澼。"这里所说的肠澼就是痢疾。也就是说饮食起居失调，内在阴气会先受损伤；阴气受损之后，大多伤及五脏；邪气入五脏，就会出现脘腹胀满、闭塞不通的症状，表现为大便泄泻，病久就产生痢疾。其中关键的饮食不节，往往与吃多了撑的有关。

元代朱震亨在《平治荟萃》中分析："当原其本，皆由肠胃日受饮食之积余，不尽行，留滞于内，湿蒸热瘀，郁结日深，伏而不作。"明确指出痢疾是由于肠胃中饮食积余留滞于内导致的。

而《冯氏锦囊秘录》中记载："盖人终日饮食，必有所伤，便致泄泻……泄泻痢疟，同乎一源，多由暑月脾胃气虚，饮食伤积所致，饮食才伤便作，则为泄泻为轻；饮食停积既久，则为疟痢为重……饮食为积，胶乎肠胃，则为痢疾，故有……无积不成痢之论也。"就把饮食伤积（也就是吃撑了）以后出现的问题都做了一个解释，刚吃撑就排出来，那是轻的，总吃多，也排不尽，时间久了，就出现痢疾了（疟疾在此不讨论）。这"无积不成痢"，说的也就是吃撑导致的痢疾。所以，少吃点儿吧，防止痢疾。

何谓伤寒

伤寒在学术界有广义伤寒和狭义伤寒之分。《难经·五十八难》曰："伤寒有几？其脉有变不？然：伤寒有五，有中风，有伤寒，有湿温，有热病，有温病，其所苦各不同。"这句第一处"伤寒"是指广义的伤寒，也就是一切外来邪气导致的以发热、恶寒等症状为主的表证。狭义伤寒是指感受了外来的风寒邪气导致的表证。也有解释说，伤寒指代的就是表证，之所以名为伤寒，是因为外来邪气都要伤太阳经而来，因为十二经脉中，只有足太阳经在表，为寒水之经（这个寒水是从五运六气理论中而来，在此不多介绍）。风、寒、暑、湿、燥、火等外来的六淫之邪要入侵人体，都必须先伤寒水之经，所以名叫"伤寒"。

说到底，就是阳气不足，足太阳经卫外的能力下降，所以就受外邪了。

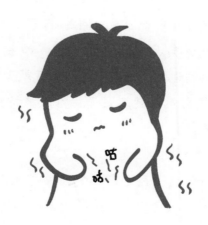

怎样才能保证阳气充足呢？人一日三餐，吃是最关键的，饿易伤寒，就是容易感受外来邪气，也就是广义的伤寒。

饿与伤寒

《黄帝内经素问·经脉别论》曰："食气入胃，散精于肝，淫气于筋。食气入胃，浊气归心，淫精于脉。脉气流经，经气归于肺，肺朝百脉，输精于皮毛。毛脉合精，行气于腑，腑精神明，留于四脏。气归于权衡，权衡以平，气口成寸，以决死生。"还有"饮入于胃，游溢精气，上输于脾；脾气散精，上归于肺；通调水道，下输膀胱。水精四布，五经并行，合于四时五脏阴阳，《揆度》以为常也。"说的就是人体如何通过饮食获得营养，维持健康。

如果饿着了，那就容易出问题。"谷不入，半日则气衰，一日则气少矣。"这是告诉大家，如果半天不吃饭，就会出现气衰的现象，一天不吃饭，气就少了。气少了，足太阳经的气自然也就不足了，难以抵抗外来的邪气，就易患"伤寒"了。

明代张介宾《景岳全书》中记载："凡饥饱劳倦，皆能伤人。盖人以饮食为生……所以饥时不可临病，饥时不可劳形，饥时不可受寒，饥时不可任性，饥时不可伤精，饥时不可酬应，知此数者，是即却病养生之道也"，这里说出了饥饿状态下的注意事项，也包括了"饥时不可受寒"。

所以，那些节食减肥的人注意了，节食实在不可取。吃点儿东西吧，小心"饿伤于寒"。

治病要治本，
刨树要刨根

这句话主要是告诉我们，要想治好病，必须找到病因，彻底治疗。树根刨不净，还可能发芽再生。病因不除，疾病还会复发。

何为本

《黄帝内经》曰："夫自古通天者，生之本，本于阴阳。"这个"本"就是阴阳。"阴阳者，天地之道也，万物之纲纪，变化之父母，生杀之本始，神明之府也，治病必求于本。"也就是说，治病就是调整阴阳平衡。

除此之外，我们在治病求本的内涵中又多了一种更容易理解的说法，就是寻求导致疾病的最根本原因，从病因上去调治。例如因进食过多引起的腹痛，那就得减少饮食的摄入，再采用消食化积的方式去治疗；因受风寒引起的头痛，就要用辛温散寒的方法，疏散风寒去治疗；因生气导致的头痛，就要疏肝解郁，调节情绪来治疗。解除病因，疼痛自然就消除了，而不仅仅是止痛。

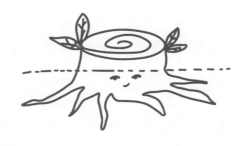

体质调理

还有一种治本，是从体质上调，就是治病一定要认清病人的体质——先天禀赋。要想准确知道病人的体质，可以运用中医五运六气理论来分析，它是从病人的出生日期来推断出病人的五行偏重，由此得知易损和易伤的脏腑，并分析其阴阳的偏损，进行调理，这样才能长治久安。

出汗不减病，
医生也着急

这句话说的是，人生病以后，一般发汗就会把病邪带出来，但是如果已经出汗了，病还是不减轻的话，就说明治病方向错了，医生自然着急。

汗的功能

中医认为，汗是人体阳气蒸化津液出于体表的分泌物。《温病条辨》曰："《内经》云：人之汗，以天地之雨名之。盖汗之为物，以阳气为运用，以阴精为材料"，可见汗是人体阳气与阴精的复合产物。

正常生理状况下的汗，具有温润皮肤、充养肌肉、调节体温的重要作用。而病理状态下的汗，对于了解阳气的盛衰、阴津的盈亏以及邪正交争情况也是不可或缺的因素。有些疾病的预后吉凶也可靠汗液来判断。中医对汗很重视，除可通过它来了解病情、诊断疾病外，还可以利用发汗法来治疗疾病。

发汗疗法

发汗疗法就是用辛温或辛凉的药物、温覆、火灸、浴法、蒸法、熏法、烧针、推拿等方法，促使人体汗液排泄，最终达到汗出，进而治愈疾病的方法。它与吐法、下法并称三大泻法。发汗的主要目的是祛除在表的邪气，主要是风邪、寒邪、湿邪。

《黄帝内经》论述汗法的作用，"其在皮者，汗而发之"，邪气在表，要因势利导，用发汗的方法将邪气排出体外。喝完发汗药以后，要保持身体一定的温度，促使汗出。整个身体都要有汗出，但出汗又不能太过，以微微汗出为度，如果大汗淋漓，不但达不到治病的效果，反而因津液大量丢失，可能导致其他疾病的产生。

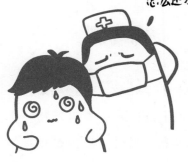

怎么还没好？

汗后防护

出汗后，要保暖，不能一出汗马上就揭开衣服、被子，应当使汗出一段时间。"温覆令一时许"，也就是要盖上被子2小时左右，可见时间不短。这时候关键要防风。因发汗时，毛孔处于开放状态，又因汗出后，体内正气正虚，要防止风寒邪气乘虚而入。

《黄帝内经》曰："劳汗当风，寒薄为皶，郁乃痤"，是说汗出后，如果受风，容易起风疹、痤疮之类疾病。另外，后背出汗后，如果没有避风寒，寒气进入颈椎，就容易出现颈椎僵硬，从而引起颈椎病。所以，颈椎病病人一定要注意颈部的保暖。

另外，发汗后，要注意补充水分，防止汗出后体内津液不足，变生其他疾病。

痘要结，
麻要泄

这里说的是水痘要收敛，麻疹要疏泄。水痘，一定要等它收敛结痂才能好；麻疹要用药物将毒气发出去才行。因为麻疹与水痘初起时，症状很相似，所以临床要对两者进行鉴别。

水痘

水痘，是由水痘带状疱疹病毒引起的一种以皮肤出疹为主的急性呼吸道传染病。临床以发热，皮肤黏膜分批出现红色斑丘疹、疱疹、结痂且可同时存在为主要特征。因其疱疹内含水液，形态椭圆，状如豆粒，故称为水痘。以冬、春两季发病最多。

水痘在任何年龄皆可发病，但以6~9岁学龄期儿童最为多见。发疹前24小时至皮疹结痂为止均有传染性，一般持续7~8天。

皮疹在发热1~2天后才出现，首先见于躯干部，以后逐渐扩散至面部及四肢，呈向心性分布。部分病人可在口腔、咽喉、眼结膜和外阴等黏膜处出现皮疹。

皮疹的特点：开始为红色斑疹，数小时后变为丘疹并发展成疱疹。疱疹呈椭圆形，直径 3~5 毫米，周围有红晕，疱疹壁薄易破，疱液先为透明，很快变混浊，疱疹处常伴瘙痒。1~2 天后疱疹从中心开始干枯、结痂，红晕消失。1 周左右痂皮脱落愈合，一般不留瘢痕。皮疹多分批出现，所以，病程中在同一部位同时可见斑丘疹、疱疹和结痂。

麻疹

麻疹，是指感受麻疹病毒引起的急性出疹性呼吸道传染病，临床以发热、咳嗽、鼻塞流涕、流泪、口腔两颊黏膜可见麻疹黏膜斑、全身皮肤按序布发红色斑丘疹、疹退时皮肤有糠麸样脱屑和棕色色素沉着斑为特征。本病好发于冬、春季节，任何年龄均可发病，6 个月至 5 岁小儿多见。其传染性较强，常可引起流行。

皮疹多在发热 3~4 天后出现，先出现于耳后，逐渐蔓延到颈部、面部，然后从上而下蔓延，最后由躯干到四肢，最终到达手掌、脚底部位。初起为充血性红色斑丘疹，压之褪色，之后部分融合成片，颜色加深呈暗红。

麻疹黏膜斑是麻疹早期的特异性体征，常在出疹前 1~2 天出现，开始时见于上、下磨牙相对的颊黏膜上，如沙粒大小的灰白色小点，周围有红晕，常在 1~2 天内迅速增多，可累及整个颊黏膜并蔓延至唇部黏膜，在出疹后逐渐消失，可留有暗红色小点。

从水痘和麻疹的表现中可以看出两者的相似性。

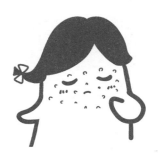

麻喜清凉，痘喜温暖

《幼幼集成》曰："痘麻胎毒发于心，胃腑相连热毒侵。咳嗽鼻中清涕出，且观双目泪淋淋。"这句话的意思为水痘和麻疹都是因胎毒发于心引起的，都与胃肠道有热相关，临床表现也都会有咳嗽、流鼻涕、眼泪汪汪，但是这两种病却性质不同。"麻喜清凉，痘喜温"，麻疹为阳毒，宜清凉透邪；水痘是阴毒，以温补敛湿为宜；这是总的治疗原则，其他变症则需要随机应变。

当然，因为水痘最终痊愈时有结痂的表现，这个"痘要结"也可以理解成水痘要结痂才能好。清凉可泄火毒，"麻要泄"也可以理解成清泄火毒。临床要根据疾病的阴阳属性，采用不同的治疗方法。

药方无贵贱，
效者是灵丹

药物不分高低，只要运用得当，都可治大病。

乱用补药之害

生活中有些人以为越贵的药越能治病，轻视价格低廉的药物，以致多方求医，自购贵重药或乱用补药，从而对身体造成了极大的危害。《黄帝内经》曰："膏粱之变，足生大丁，受如持虚。"意思就是乱吃一些补品（如肥甘厚味）会出现疔疮类疾病，反而出现令人虚损的病情。

辨证论治

清末民初著名医药家张锡纯也认为药物不分高低，只要运用得当，都可治大病。他仅用一味蒲公英煎汤治眼睛肿痛、胬肉攀睛、赤脉络目，均收良效。他解释说："夫蒲公英遍地皆有，农夫采取以当蔬菜。其功长于治疮，能消痈疗毒火。""使人皆知其治眼疾如此神效，天下无瞽目之人矣。"因此，我们强调用药要讲究合理性，一定要辨证。

"辨证论治"是中医认识疾病和治疗疾病的基本原则。因为每个人的体质不同，病因不同，即使表现出来的症状相同，也需要用不同的方来进行治疗，这就有了"同病异治，异病同治"的说法。

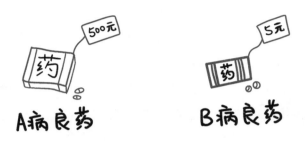

　　"同病异治"是指一些有相似表现的疾病，病名虽然相同，但治法却不同。而"异病同治"是指虽然症状不同，病名不同，但却有着相同的治法。这个差异的原因在于病因。《黄帝内经素问·病能论》曰："有病颈痈者，或石治之，或针灸治之，而皆已，其真安在？岐伯曰：此同名异等者也。夫痈气之息者，宜以针开除去之。夫气盛血聚者，宜石而泻之。此所谓同病异治也。"说的就是这个道理。

　　药物不论贵贱，只要对症，不仅疗效高而且不良反应少。在疾病没明确诊断前，更不要自认为就是体虚而随便使用稀、缺、贵的补药，以防因为药不对症引起不良反应。

药不对症的灾难

广告宣传的药或别人用后认为好的药，只能说明它对某些病人有一定疗效或较高疗效。临床上"人家说这个药治这个病好用"而自己用时不好用的情况比比皆是。浪费钱是小，没治好、延误病情、贻误病机是大。更甚者，吃出点儿别的问题，那就更得不偿失了。

有句俗语说得好：话传三遍假成真，方抄三遍吃死人。假话说的次数多了，人就容易信以为真了。如果同一个方子，没有经过辨证，抄给第三个人吃了，是有可能吃死人的。这就是药不对症的灾难。

月满勿补，
月缺勿泻

这句话意思就是，在阴历十五月亮呈现完整的圆时，尽量不要吃一些补的药食，也不能使用补益的治疗方法；当月亮初生，为弦月的月牙状态时，不要吃偏泻的的东西，也不要做任何有损正气的活动。《黄帝内经》曰："月生无泻，月满无补，月廓空无治，是谓得时而调之。"因为月生之时，机体气血也在生长，不可施用散瘀或清泄的药，防止影响气血的生长；月满之时，气血充盛，不应峻补，以防补大伤身。

天人相应观

"天人相应"的观念由来已久，大家也可以自己体会。由月缺到月圆这是一个月亮变大、变圆满的过程，在人体的表现就是人体气血由少到多的过程。月圆之日，气血最盛，情绪容易激动，是暴力事件易发的时间，也是夫妻易起冲突的时间。如果进补了，不良后果会扩大。当然，自然界中的动物最明显，典型的是月圆夜的狼嚎。

大家也可以据此来判断身体是否正常。因为在天干地支里，地月属阴，女性也属阴，所以月相的变化与女性月经周期有密切的联系。女性月经期多在月圆之时，也就是农历月的中旬。因为，这个时间段人体气血比较旺盛，适宜排出体内的恶血。气血不足的失眠病人，这几天会睡得很好；气血瘀滞的失眠病人这几天症状会格外得加重；还有体内有实邪的人，在这几天病情会加重。

相反，月缺时，人体的气血正是比较虚弱的时期，也就是在月初、月末的时候。此时人体气血不足，不可以再往外泄，上述病情会有相反的变化。

这就是天人相应的表现。

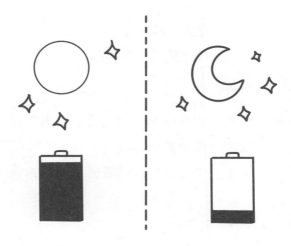

天时补泻法

中医讲究虚实补泻，所谓"虚则补之，实则泻之"。正常人气血虚实随月亮的盈亏而发生变化：月牙始生则气血渐渐旺盛；月圆之时则气血最盛，对外邪的抵抗能力最强；无月时则正气相对最弱，经络空虚，要注意保护。治疗要"因天时而调血气"。随月生而补，随月缺而泻，事半功倍；月满时虚人可补，实人定泻。

这就是借天时而补泻。

自我调节，也借一下天时吧。很简单，看看月亮就行。

吃药不忌嘴，
跑断大夫腿

大家可能都知道喝中药一定要忌口，但是临床上总是有病人在服药过程中完全不忌口，特别是反映药效不好的病人，大多是不忌口的。以前的中医大夫是上门服务的，如果不忌口、治疗效果不佳，大夫需要反复上门，所以有"跑断腿"之说。

从本质上讲，食物和药物一样，都有一定的寒、热、温、凉偏性，所以就会有一些跟疾病相冲的性味，从而影响身体和疾病。中国讲究药膳、食疗，就是运用了食物的偏性去调理身体。

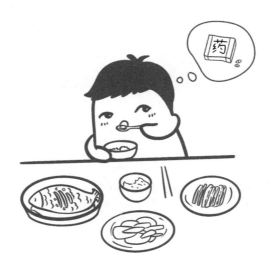

忌口是忌什么

1. 忌油腻和腥膻食品　很多中药具有芳香气味，尤其是芳香化湿、芳香理气药为甚，此类药物大多含有大量的挥发油，并依赖挥发油来发挥治疗作用，而芳香物质与腥膻气味不能相容。另外，油腻和腥膻的食物因其黏腻或腥膻，易生热、生痰，胶肠滞气，不易消化和吸收，与药物混合会阻碍胃肠对药物有效成分的吸收，从而降低疗效。而腥膻之鱼、虾、海鲜、牛肉、羊肉等，还会诱发和加重过敏性哮喘、过敏性鼻炎、疮疖、湿疹、荨麻疹等过敏性疾病。

2. 忌生冷食品　生冷食品性多寒凉，中医认为寒凝致瘀、不通则痛。生冷类食品容易刺激胃肠道，尤其是脾胃虚弱的病人，会增加肠胃负担，使痰湿加重、脾胃更加虚弱，影响肠胃对药物的吸取。在治疗"寒证"服用中药时（如温阳通脉、祛寒逐湿药或健脾和胃药），不可食用生冷之品，以免降低药效。

3. 忌辛辣食品　辛辣食品性多温热，易耗气动火、伤阴动血。中医辨证为热证的病人，比如表现出便秘、尿少、口干、唇燥、咽喉肿痛、舌干红、苔光剥等症状，服用清热祛火、滋阴凉血、养阴透热等中药时，必须忌食辛辣刺激食物，如若食用，会抵消药效，如减低石膏、金银花、连翘、山栀子、生地黄、牡丹皮等清热凉血药及石斛、沙参、麦冬、知母、玄参等滋阴药的作用，甚至使病情加重。

4. 忌饮浓茶　由于茶叶里含有鞣酸，因此浓茶与中药同服会影响人体对中药中有效成分的吸取，药效会大大减低。特别在服用阿胶、银耳时，忌与茶水同服，同时服用会使茶叶中的鞣酸、生物碱等产生沉淀，影响人体吸收。

5. 忌萝卜　服用中药时不宜生吃萝卜，服理气化痰药除外。因萝卜有消食、破气等作用，尤其是服用黄芪或含有人参成分的滋补类中药时，吃萝卜会耗气，降低补气效果，达不到治疗目的。

最后提醒大家，忌口要遵循医生的建议。